Gabriele Hasmann | Alexandra Wischall-Wagner

Gesund mit Hund

Gabriele Hasmann
Alexandra Wischall-Wagner

GESUND MIT HUND

Fitness- und Seelenschmeichler für Mensch und Tier

GOLDEGG VERLAG

Bildrechte Umschlag: Alexandra Wischall-Wagner, Gabriele Hasmann, Karin Du Plooy (Weimaraner), Roman Schröf, Lonetta Farrer, ©Robert Kneschke – fotolia.com, ©Monkey Business – fotolia.com, ©Conny Hagen – fotolia.com, ©Sundeep – fotolia.com

Bildrechte Autorinnen: Hasmann: Prof. Gerhard Kunze, Wischall-Wagner: Privatfoto

Illustrationen im Kern: Aida Jakubovic, http://aida.cvires.at

Der Verlag und seine Autorinnen sind für Reaktionen, Hinweise oder Meinungen dankbar. Bitte wenden Sie sich diesbezüglich an verlag@goldegg-verlag.com.

Der Goldegg Verlag achtet bei seinen Büchern und Magazinen auf nachhaltiges Produzieren. Goldegg Bücher sind umweltfreundlich produziert und orientieren sich in Materialien, Herstellungsorten, Arbeitsbedingungen und Produktionsformen an den Bedürfnissen von Gesellschaft und Umwelt.

FSC www.fsc.org
MIX
Papier aus verantwortungsvollen Quellen
FSC® C083411

ISBN Print: 978-3-903090-23-1

Friedrichstraße 191 • D-10117 Berlin
Telefon: +49 800 505 43 76-0

Goldegg Verlag GmbH, Österreich
Mommsengasse 4/2 • A-1040 Wien
Telefon: +43 1 505 43 76-0

E-Mail: office@goldegg-verlag.com
www.goldegg-verlag.com

Layout, Satz und Herstellung: Goldegg Verlag GmbH, Wien
Druck und Bindung: CPI books GmbH, Leck

„Durch den Verstand des Hundes
besteht die Welt.“
Aus dem Avesta (dem heiligen Buch der Parsen, 1737 v. Chr.)

„Gib dem Menschen einen Hund
und seine Seele wird gesund.“
Hildegard von Bingen (1098–1179, deutsche Gelehrte)

„In den Augen meines Hundes
liegt mein ganzes Glück, all mein Inneres,
Krankes, Wundes heilt in seinem Blick.“
Friedericke Kempner (1828–1904, deutsche Dichterin)

Übersicht

Inhaltsverzeichnis

Vorwort

Der Trend, sich gemeinsam mit dem eigenen Vierbeiner fit zu halten und zu verwöhnen, um sich im Einklang von Körper, Geist und Seele rundherum wohlzufühlen, ist noch relativ neu, entwickelt sich aber mit rasender Geschwindigkeit zum favorisierten Lifestyle-Konzept für Hundehalter. Nicht zuletzt deshalb, weil die gemeinsamen Tätigkeiten die Bindung zwischen Mensch und Tier stärken – so wie auch alle anderen Unternehmungen zu zweit.

Rettungshunde, Blindenführhunde, Diabeteswarnhunde, Drogenspürhunde, Sprengstoffschnüffler, Therapiehunde und viele andere Tiere erbringen täglich wahre Wunder im Dienste der Menschen. Trotz all dieser tollen hündischen Leistungen darf jedoch nicht vergessen werden, dass die Vierbeiner ebenso Bedürfnisse haben. Daher ist es für verantwortungsbewusste Frauchen und Herrchen eine Selbstverständlichkeit, darauf einzugehen und nicht nur um das eigene, sondern auch um das körperliche wie seelische Wohl ihrer Lieblinge bemüht zu sein.

Die Weltgesundheitsorganisation (WHO) definiert Gesundheit als einen „Zustand des vollständigen körperlichen, geistigen und sozialen Wohlergehens, und nicht nur das Fehlen von Krankheit und Gebrechen". Und Wissenschaftler sind sich einig – wer sich vitaminreich ernährt, Schutzfaktoren aufbaut und Risikofaktoren vermeidet, fördert seine ganzheitliche gute Verfassung und verhindert Krankheiten.

Bereits seit dem 17. Jahrhundert wissen wir, dass Tiere eine positive und therapeutische Wirkung auf den Menschen ausüben. Weltweit berichten Studien über ein verbessertes körperliches und seelisches Empfinden von Menschen, die von Tieren umgeben sind. Vor allem Hunde tragen dazu bei, Liebe und Zuneigung zu entwickeln, Vertrauen zu erlangen, Verantwortung zu tragen sowie kompetent und empathisch anderen Lebewesen gegenüber zu handeln. Edward O. Wilson, ein amerikanischer Soziobiologe, stellte 1984 fest, dass es Menschen in die Wiege gelegt ist, sich in der Natur aufzuhalten und gerne mit Tieren zu umgeben. Er nannte diese Erkenntnis „Biophilie-Hypothese", aufbauend auf dem von Erich Fromm geprägten Wort Biophilie („Bios“ bedeutet im Altgriechischen „Leben“ und „philia“ „Liebe“). Genau genommen kann also gesagt werden, dass Tiere – insbesondere Hunde – die Liebe zum Leben wecken, fördern, erhalten und sogar in vielen Fällen wiederherstellen können. Die Vierbeiner sind wahre Meister im Erkennen unserer Emotionen und Handlungsabsichten. Sie geben unmittelbares Feedback und halten uns quasi einen Spiegel vor, in welchem wir unser eigenes Verhalten erkennen. Und sie begegnen uns ohne Vorurteile und Wertungen.

Wir wissen heute auch, dass Tiere den Zusammenhalt in einer Gesellschaft fördern. Für ein Lebewesen verantwortlich zu sein, ist der eigenen Psyche durchaus zuträglich. Befinden sich Tiere in der Nähe, sinkt das Stresslevel des Menschen automatisch ab. Hervorzuheben ist außerdem, dass die Beschäftigung mit einem Hund den Spiegel des Stresshormons Cortisol deutlicher senkt als seine bloße Anwesenheit. Menschen fühlen sich aber nicht nur besser, wenn sie unter Tieren sind, sie werden auch nachweislich gesünder.

Erwiesen ist ebenso, dass in Altersheimen, in welchen Vierbeiner als Therapeuten eingesetzt sind, weniger Beruhigungsmittel verabreicht werden. Außerdem senken sich in Anwesenheit von Hunden die Atemfrequenz und der Cholesterinspiegel, der Blutdruck normalisiert sich, Ängste, Depressionen und Schmerzen klingen ab und das Immunsystem wird gestärkt. Die Fähigkeit zu denken verbessert sich merklich, sogar das Fortschreiten von Alzheimersymptomatik kann sich verzögern. Durch die Fürsorge gegenüber dem Lebewesen erlebt man Selbstwirksamkeit und Anerkennung. Emotionen werden freigesetzt, die Hilflosigkeit und Abhängigkeitsgefühle schwinden. Es scheint, als würden traumatisierte, kranke und hilflose Menschen wieder Sinn in ihrem Leben verspüren, wenn Hunde in ihr Leben treten. Pflegeheimbewohner essen um 20 Prozent mehr, ziehen sich wieder selbstständig an und achten deutlich mehr auf Pflege und Hygiene.

Einer japanischen Umfrage zufolge bewegen sich Hundehalter um 54 Prozent mehr als Nicht-Hundehalter. Man spricht von einer Verlängerung der Lebenszeit um drei Jahre durch die vermehrte körperliche Betätigung.

In den USA wurde die Genesung von Hundebesitzern

nach einem Herzinfarkt untersucht. Es starben sechsmal so viele Patienten ohne Vierbeiner wie Patienten mit Vierbeinern. Ebenso wurde ein stressmindernder Einfluss von Hunden auf die Mitarbeiter von Büros nachgewiesen. In Irland fand man heraus, dass Menschen mit Hund viel öfter von fremden Menschen angelächelt werden als jene, die ohne Tier unterwegs sind. In Deutschland und Australien konsultieren Haustierbesitzer im Unterschied zu Nicht-Haustierbesitzern um 17 Prozent weniger oft den Arzt. All diese bahnbrechenden Erkenntnisse und noch vieles mehr gaben den Gedankenanstoß zum Schreiben dieses Werkes.

In diesem Buch finden Sie Wissenswertes über die eigene Fitness und die Ihres Vierbeiners. Ein Mix aus Ausdauer- sowie Kraftsport und Anregungen zu Gehirnjogging wird Ihnen ebenso viel Freude bereiten, wie ein umfassendes Kapitel zum Thema Ernährung. Darüber hinaus erhalten Sie Wellnesstipps und kleine Seelenschmeichler, die Ihnen und Ihrem Hund gut tun werden. Nicht zuletzt wird auf die Wichtigkeit von richtigem Hundetraining eingegangen und wie sich dieses auf die psychische Gesundheit des Menschen auswirkt.

Viel Freude beim Lesen wünschen

Gabriele Hasmann
(Schriftstellerin, Autorenmanagerin, Ghostwriterin und Lektorin)
www.wunschtext.at

Mag. Alexandra Wischall-Wagner
(Psychologin, Hundeverhaltenstrainerin, Autorin)
www.freud-und-hund.at

Sport und Spiel

Fitness – Erklärung und Check-ups beim Hund

„Gesundheit ist das Allerwichtigste!" Bestimmt haben Sie diesen Satz schon oft gehört oder auch selbst ausgesprochen. In dieser scheinbaren Floskel steckt eine Menge an Details, die zu beachten sind, um langfristig gesund zu bleiben.

Als unumstritten gilt, dass tägliche Bewegung für die Erhaltung der Gesundheit von Mensch und Tier wichtig ist. Dabei nimmt die Art des Sportes keine allzu große Bedeutung ein. Für den Menschen sind sogar Arbeiten wie Fensterputzen und Unkraut jäten oder Freizeitbeschäftigungen wie Schwammerl suchen positiv gesundheitsbeeinflussend. Sowohl das Herz-Kreislaufsystem als auch das Immunsystem, ebenso wie Geist und Psyche können durch ausreichend körperliche Betätigung angekurbelt und angeregt werden. Die WHO empfiehlt mindestens 150 Minuten pro Woche moderate Bewegung, die das Risiko, frühzeitig zu sterben, um zehn Prozent senkt. Laut einer Studie können wir mit 60 bis 150 Minuten Jogging pro Woche das Leben um ungefähr sechs Jahre verlängern. Arbeitende Muskeln senden sogenannte Myokine aus, das sind Botenstoffe, denen heilende Wirkung nachgesagt wird. Wissenschaftler auf der ganzen Welt betonen, dass die Kombination von Ausdauer- und Kraftsport als wahrer Jungbrunnen wirkt und eine der wichtigsten Gesundheitsressourcen der Zukunft darstellt.

Sport wirkt in vielerlei Hinsicht als Gesundheitselixier – bei Mensch und Tier. Sport

- sagt den Fettzellen den Kampf an.
- putzt die Gefäße durch und kann dadurch sowohl das Herzinfarkt- wie auch das Schlaganfallrisiko erheblich senken.
- beugt zahlreichen Erkrankungen vor.
- stärkt das Herz und das gesamte Immunsystem.
- hilft Krebspatienten, die therapiebedingte Erschöpfung zu überwinden (insbesondere bei Brustkrebs und Leukämie).

Der Gesundheit Ihres Vierbeiners zuliebe können Sie eine Hundekrankenversicherung mit Tarifen um die 30 Euro monatlich abschließen, die unter anderem die Kosten für Heilbehandlungen und Operationen bis 2.500 Euro jährlich sowie die Unterbringung in einer Tierklinik deckt und einen viermonatigen Auslandschutz bietet.

Doch was, wenn Ihr Liebling nicht krank oder verletzt, sondern ungestüm und ungeschickt ist, zum Beispiel die kostbare Vase Ihrer Freundin vom Couchtisch stößt? Eltern haften für ihre Kinder, Halter für ihre Haustiere. Üblicherweise sind bei der gängigen Haushaltsversicherung Sach- und Personenschäden von Dritten (Ausnahme: Familienmitglieder), die durch den eigenen Hund verursacht werden, mitabgedeckt. Der Schutz greift allerdings nicht im eigenen Haushalt, wie folgendes Urteil vom Landesgericht Hannover aus dem Jahr 2000 beweist: Wenn ein Hundehalter für kurze Zeit seine Wohnung verlässt und seinen Hund im Badezimmer einsperrt, dem gelangweilten Tier nichts Besseres einfällt, als Toilettenpapier in die Klomuschel zu stopfen und danach die Spülung zu betätigen, bis die Wohnung überschwemmt ist, kann der Halter kein Geld von der Versicherung verlangen.

Ob Sie nun gerne laufen oder Fahrrad fahren, klettern, schwimmen oder inlineskaten – wichtig ist, dass Sie daran Freude haben. Und ein Vierbeiner ist der perfekte Sparringpartner an Ihrer Seite. Sport mit Hund stellt aber auch eine sinnvolle Beschäftigungsmöglichkeit für Ihren Liebling dar, gewährt dem Tier Auslastung und bietet die Möglichkeit, sich in Wettkämpfen mit anderen Teams zu messen und Sozialkontakte aufzubauen.

Bevor Sie mit Ihrem tierischen Freund so richtig loslegen, sollten ein paar Tipps an dieser Stelle nicht fehlen, die sowohl für den Menschen als auch für den Hund gelten.

Die fünf goldenen Regeln des Sportelns

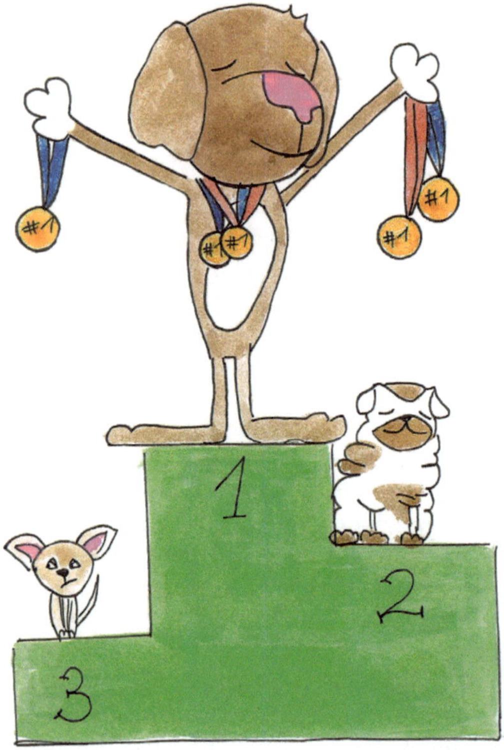

Regel 1: Vergewissern, dass der Gesundheitszustand den Sport zulässt: Nicht jede Bewegungsart ist perfekt für Sie und Ihren Liebling geeignet. Mit starken Kniebeschwerden lässt es sich genauso schwierig Tennis spielen, wie mit einem blinden Hund Agility durchführen. Mit dem Training sollte erst begonnen werden, wenn Mensch und Hund von Medizinern für gesund erklärt wurden. Zusätzlich müssen Alter, Größe, Gewicht und Körperbau zum Training passen und die verschiedenen Gelenke und Muskeln kontrolliert werden. Wollen Sie eine Sportart ausüben, bei der viel gesprungen, gelaufen, gedreht und abgestoppt wird, sollte sowohl

der Menschendoktor wie der Tierarzt zuvor Ellbogen, Schultern, Hüften, Knie- und Sprunggelenke genauestens untersuchen und für belastbar erklären. Auch das Herz-Kreislauf-System sollte funktionieren wie ein Uhrwerk, damit gefahrlos herumgetobt werden kann.

Zudem ist sportlichen Zwei- und Vierbeinern ein jährlicher medizinischer Check-up als Gesundheitsvorsorge anzuraten. Kleine Probleme können so schon frühzeitig erkannt und behandelt werden. Der sportlich aktive Hund freut sich ab und an über eine chiropraktische Behandlung beim Tierarzt Ihres Vertrauens. Auch die Ernährung will selbstverständlich gründlich überdacht werden (dazu später mehr).

Regel 2: Sportart und Hundetrainer richtig wählen: Ein sehr großer Mann von kräftiger Statur wird vielleicht im Skirennlauf erfolgreich sein, als Jockey jedoch höchstwahrscheinlich seinen Beruf verfehlt haben. Genauso unwohl fühlt sich eine große Dogge am Agility-Platz. Bitte vergessen Sie nicht, dass es häufig schon schwierig genug ist, für sich selbst den richtigen Sport zu finden. Sehr häufig entscheidet man sich um oder wechselt die Vorlieben. Nun geht es um zwei Individuen, die gemeinsam körperliche Ertüchtigung suchen, die beiden gleichermaßen Freude bereitet (daran zerbrechen sogar Ehen). Doch Ihr Hund ist vermutlich kompromissbereiter als jede Partnerin und jeder Partner, daher wird sich die richtige Sportart für Sie und Ihren Liebling sicherlich rasch finden lassen. Die Wahl derselben richtet sich selbstverständlich nicht nur nach den persönlichen Vorlieben von Mensch und Tier, sondern auch nach der Arbeitsfreude, Motivation, dem Sozialverhalten, der Führbarkeit und Nervenbeschaffenheit sowie den Lebensumständen, dem Futter, dem Alter und der Fellbeschaffenheit Ihres Vierbeiners.

Sollten Sie nicht allein, sondern in Begleitung oder Anwesenheit eines Hundetrainers Sport betreiben, legen Sie bitte großen Wert auf die Auswahl der passenden Institution oder Person. Leider handelt es sich um ein offenes Gewerbe, sodass sich jeder Hundetrainer nennen kann, selbst wenn er nicht über mehr Fachwissen verfügt, als alle Staffeln des „Hundeflüsterers“ im Fernsehen gesehen zu haben. Ihre zukünftigen Trainer sollten auf jeden Fall eine einschlägige Ausbildung genossen haben und sich laufend fortbilden (dazu später mehr).

Regel 3: Vergewissern, dass der betreffende Hund für die jeweilige Sportart geeignet ist: Bevor Sie mit einer bewegungsintensiven Sportart beginnen, sollten Sie sich vergewissern, dass alle menschlichen und hündischen Knochen, Sehnen und Bänder gut zusammengewachsen sind und noch gut zusammenhalten. Von einem Training mit Welpen ist abzuraten, da dies später Hüftprobleme beim Hund verursachen kann. Voll belastbar sind die Vierbeiner etwa ab 12 Monaten – davor sollte man es eher langsam angehen.

Sind Mensch und Tier schon etwas älter, ist auf den Bewegungsapparat besonders Rücksicht zu nehmen und ebenfalls im Schondurchgang zu trainieren.

Regel 4: Intensität des Trainings richtig wählen: Genauso wichtig wie die Frage wo, ist natürlich die Frage wie trainiert wird. Bei einem Schnellstart von null auf hundert freuen sich weder die menschlichen noch die hündischen Muskeln. Stellen Sie daher sicher, dass Sie vor dem Sport gut aufgewärmt sind. Drehen Sie ein paar Runden um den Platz, ehe Sie das Gelände betreten, gehen Sie einmal rascher, dann wieder langsamer, bauen Sie ein paar Wendungen und Richtungswechsel ein, bevor es richtig losgeht. Idealerweise reckt und streckt sich der Hund (von selbst), bevor die Sporteinheit beginnt. Das Risiko einer Überdehnung sollte allerdings ausgeschlossen werden. Heute weiß man, dass zu viel Dehnen vor dem Sport Verletzungen eher bedingt als ihnen vorbeugt.

Vergewissern Sie sich, dass vor dem Training ausreichend Wasser getrunken wurde. Die Futterration sollte jedoch schon etwas länger davor verputzt worden sein, denn ein voller Bauch trainiert nicht gern – das gilt für den Vierbeiner genauso wie für Frauchen und Herrchen.

Während der Sportausübung trägt selbstverständlich der Hundehalter die Verantwortung für die Fitness seines Hundes. Achten Sie auf Verletzungsgefahren (Mauselöcher oder dergleichen) und brechen Sie sofort ab, sollte es einem von Ihnen körperlich nicht gut gehen.

Nach dem Sport ist das Abwärmen der Muskulatur genauso wichtig wie gekonntes Aufwärmen davor. Eine Runde im lockeren Laufschritt und Trab um den Trainingsplatz verlangsamt die Atmung und bringt den Körper langsam in den Ruhezustand zurück. Zum Schluss wird noch einmal gemeinsam gedehnt.

Generell gilt, dass Überanstrengung vermieden werden soll. Schlägt der Puls zu schnell und wird zu hochtourig trainiert, übersäuert der Körper. Verletzungen, Schwindel und Übelkeit sind die Folge. Bitte bedenken Sie immer, dass Hunde Lauftiere und keine Springtiere sind. Natürliche Gangarten des Hundes sind Schritt und Trab. Von Sportarten, bei denen der Hund stundenlang im Galopp läuft, ist genauso abzuraten wie von sehr sprungintensiven Übungen. Sollte doch einmal schneller gelaufen oder gesprungen werden, ist die Wahl des richtigen Untergrundes von besonderer Bedeutung. Niemand kommt gerne mit voller Wucht auf Beton oder sehr unebenem Boden auf.

Regel 5: Freude und Lob/Aufhören, wenn es am schönsten ist: Auch im Sport sollte man motivieren und motiviert werden. Was gibt es Schöneres, als im Teamsport gegenseitig auf den anderen einzugehen, sich zu versichern, dass alles in Ordnung ist und es dem anderen genauso Spaß macht, wie einem selbst? Sprechen Sie ruhig mittendrinnen mit Ihrem Tier, loben Sie verbal, mit Gesten und ab und an mal mit einer kleinen Leckerei, wenn es besonders gut läuft. Anstrengung muss sich lohnen. Um die Motivation besonders hoch zu halten, sollten Sie aufhören, wenn es am schönsten ist beziehungsweise die Trainingseinheit immer mit einer gelungenen Übung abschließen. Was in Erinnerung bleiben soll, sind die Freude und der erlebte gemeinsame Erfolg bei der körperlichen Ertüchtigung.

Achtung: FAIRNESS! Der Hund gibt immer sein Bestes! Lassen Sie ihn bitte spüren, dass Sie das anerkennen, und verlieren Sie nicht den Mut, wenn es einmal nicht so glatt zu laufen scheint. Spaß, Freude und Motivation sollten niemals zu kurz kommen. Verletzungen, Frustration und falscher Ehrgeiz müssen vermieden werden. Körperliche und geistige Unterforderung sind hier genauso fehl am Platz wie Überforderung. Der Hund fungiert als Partner und nicht als Sportgerät.

Test: Welche Sportart passt zu uns?

Nach dem Check-up stellen Sie in folgendem Test fest, welcher Typ Sportler Ihr Vierbeiner ist – von sich selbst wissen Sie das hoffentlich schon.

Bitte kreuzen Sie pro Frage nur *eine* Antwortmöglichkeit an. Sind Sie sich unsicher, wählen Sie die Alternative, die am ehesten auf Sie zutrifft.

1. Mein Hund hat am ehesten folgende Vorlieben. Er
   - trägt gerne Dinge im Maul. (A)
   - steht gerne im Mittelpunkt und ist für jeden Spaß zu haben. (D)
   - läuft gerne, ist wendig und balanciert gerne auf Baumstämmen und Co. (C)
   - ist jagdlich motiviert und verfolgt gerne Tierspuren und verschiedene Gerüche. (B)
2. Gemeinsame, sportliche Aktivitäten sollten für uns am ehesten
   - rasant sein. Wir wollen den Adrenalin-Rausch spüren. (C)
   - Spaß und Freude machen. (D)
   - mit einer tollen Belohnung enden. (B)
   - gemütlich und nicht allzu anstrengend sein. (A)
3. Am liebsten trainieren wir
   - in einer Mannschaft oder in einem Verein. (C)
   - im Rampenlicht und mit guter Musik. (D)
   - allein und ohne andere Menschen und Hunde. (A)
   - in einer kleinen, aber feinen Gruppe von Gleichgesinnten. (B)
4. Beim Sport und im Alltag möchte ich noch lernen,
   - dass wir uns gegenseitig blind vertrauen können. (C)
   - meinen Hund klar und deutlich anzuleiten. (D)

- auch gerne mal meinem Hund die Führung zu überlassen. (B)
- Neues gemeinsam zu erarbeiten. (A)

5. Am ehesten sind wir beide
   - wendig und geschickt. (C)
   - verspielt und haben Rhythmusgefühl. (D)
   - ehrgeizig und geduldig. (B)
   - beherrscht und genau. (A)

Zählen Sie nun bitte die angekreuzten Buchstaben (A, B, C oder D) hinter den Antworten zusammen.

Die Mehrheit Ihrer Antworten gehört dem **Buchstaben A** an? Herzlichen Glückwunsch: Sie und Ihr Hund können wahre Meister der **Gegensätze, Beherrschung und Action** werden. Sie meiden große Trainingsgruppen eher und gehen in der Beschäftigung mit Ihrem Hund voll auf. Andere Teilnehmer wären hierbei eher unerwünscht und störend. Sind Sie und Ihr Hund einmal voll konzentriert, versinkt die Welt um Sie herum. Bei Dummy-Training, Treibball und anderen aktionsreichen Sportarten werden Sie Ihr bereits bestehendes Wissen perfektionieren und Neues gemeinsam mit Ihrem Hund erlernen. Teamwork ist dabei absolut gefragt!

Die Mehrheit Ihrer Antworten gehört dem **Buchstaben B** an? Herzlichen Glückwunsch: Sie und Ihr Hund brillieren mit **Ruhe und Geduld**. Sie sind bereit, Ihrem Tier hin und wieder die Führung zu überlassen und können sowohl sich selbst als auch Ihr Tier gut und nachhaltig motivieren. Wird Ihre Hilfe gebraucht, sind Sie sofort zur Stelle und halten durch, bis die passende Lösung oder das angestrebte Ziel erreicht ist. Sportarten wie Mantrailing oder Fährten werden das menschliche und hündische Herz höher schlagen lassen. Gemeinsame Erfolge schweißen Sie und Ihren Liebling näher zusammen und stärken das Selbstwertgefühl.

Die Mehrheit Ihrer Antworten gehört dem **Buchstaben C** an? Herzlichen Glückwunsch: Sie und Ihr Hund sind am ehesten der speedige Typ. **Rasante Sportarten** liegen Ihnen im Blut, kein Hindernis ist Ihnen zu hoch, kein Graben zu weit. Sie kommen gerne mal ins Schwitzen und messen sich gerne mit anderen. Sie kennen einander bereits bestens und werden der Konkurrenz durch Ihr gutes Miteinander kräftig einheizen. Verfügen Sie auch noch beide über eine hervorragende Gesundheit und ein stabiles (und ausgewachsenes) Knochengerüst, werden Sie Breitensportarten wie Canicross oder Agility (Vorsicht bei der Wahl der Hundeschule!) bestimmt begeistern können!

Die Mehrheit Ihrer Antworten gehört dem **Buchstaben D** an? Herzlichen Glückwunsch: Sie und Ihr Hund lieben es verspielt und haben ein absolutes **Showtalent**. Sie zeigen gerne vor anderen Menschen und Hunden, was Sie alles können, und sind – einmal in Bewegung – kaum mehr aufzuhalten. Im Trickdogging oder Dogdancing können Sie Ihrer Kreativität freien Lauf lassen und nach heißen Rhythmen Beine und Pfoten schwingen. Der Applaus anderer beflügelt Sie und lässt Ihren Hund zu einem wahren Meister der Trickkiste und Zauberei werden. Ob hüpfen, drehen, rollen oder sprechen – bei Ihnen und Ihrem Hund gibt es nichts, das unmöglich wäre!

Ausdauersport

Ausdauersport beziehungsweise Konditionstraining, am besten im Freien, bewirkt in erster Linie, dass der Vierbeiner über einen längeren Zeitraum hinweg laufen oder bestimmte Bewegungen wie Springen häufiger ausführen kann. Schließlich soll er ja mit dem topfitten Frauchen oder Herrchen über weite Strecken mithalten können und nicht röchelnd neben seinem Menschen her traben. Dasselbe gilt natürlich auch umgekehrt: Haben Sie einen sportlichen Hund und ähneln selbst eher einer lahmen Ente, müssen Sie konditionell aufrüsten, um bei der gemeinsam Action nicht aus der Puste zu kommen. Die Bewegung an der frischen Luft trägt nicht nur zu einem guten Allgemeinzustand des Körpers und somit langfristig gesehen zu einer höheren Lebenserwartung bei, sondern wirkt sich auch positiv auf die Leistung des Nervensystems aus. Ein Vierbeiner, der „gut in Schuss" ist, ermüdet geistig nicht so schnell und kann besser Informationen aufnehmen und verarbeiten. Darüber hinaus stärkt Sport das Selbstbewusstsein (weil sich das Körpergefühl verbessert) und währenddessen werden Adrenalin (= Stresshormon, das unter anderem für die Mobilisierung von Energiereserven verantwortlich ist) und Endorphine (= Glückshormone) ausgeschüttet – und was will man mehr als einen hochmotivierten und bestens gelaunten Hund? Nicht zu vergessen: Bewegung (Ausdauer- und Kraftsport) macht schlank (mehr dazu später) und formt die Figur.

Wölfe legen in freier Wildbahn innerhalb eines Tages bis zu 100 Kilometer zurück, meist abends und nachts, da in dieser Zeit auch ihre Beute unterwegs ist. Sie bewegen sich dabei in lockerem Trab mit ungefähr acht Kilometern pro Stunde vorwärts. Wölfe sind guter Ausdauerläufer und Schwimmer, geben die Jagd allerdings (anders als der Hund) auf, wenn sie das Objekt ihrer Begierde nicht schnell genug einholen können. Im Sprint erreichen die Tiere Geschwindigkeiten bis zu 50 km/h.

Achten Sie jedoch darauf, Dauer und Intensität langsam und Schritt für Schritt zu steigern, angepasst an die bereits vorhandene Leistungsfähigkeit und Kondition, um eine Überbelastung und mögliche schmerzhafte Beschwerden wie einen Muskelkater oder gar Muskelfaserriss zu vermeiden. Wird übertrieben, können sich Adrenalin und andere Hormone rächen – Stress, Übersäuerung und Unwohlsein sind dann die Folge.

Generell gilt: Anfänglich maximal dreimal pro Woche an der Ausdauer zu arbeiten. Wenn Hund und Halter bereits über eine solide Kondition verfügen, kann täglich gesportelt werden, um den Zustand beizubehalten.

Vorsicht: Je mehr Sie mit Ihrem Vierbeiner trainieren, desto mehr Bewegung fordert er auch ein. Wer mit seinem Hund nur deshalb tagein tagaus quer durch die Botanik saust, um ihn ruhig zu bekommen, wird bald feststellen müssen, dass dieser Schuss nach hinten losgehen kann. Für allzu aufgedrehte Hunde gilt daher: Weniger ist mehr.

In der warmen Jahreszeit ist zu beachten, dass Sie eher abends und morgens und keinesfalls in der prallen Sonne sporteln, Ihrem Vierbeiner zwischendurch immer wieder Pausen gönnen und die Möglichkeit zu trinken bieten.

Tipp: Schauen Sie Ihren Liebling während des Gehens oder Laufens öfter an – wenn er spürt, dass sie ihm einen liebevollen Blick zuwerfen, wird er automatisch darauf reagieren und sich Ihnen zuwenden, wodurch es zu einer Gefühlsrückkoppelung kommt. Das stärkt zusätzlich die Bindung zwischen Mensch und Tier. Wenn Sie Ihren Sportbuddy beim Teamwork auch noch häufiger (sanft und eher wie beiläufig) berühren, schüttet der Vierbeiner das „Kuschelhormon" Oxytocin aus und fühlt sich Ihnen besonders nahe.

Ganz wichtig: Nehmen Sie bitte Abstand von Sportarten, bei denen Ihr Vierbeiner etwas tun *muss* – denn damit endet der unbeschwerte Spaß für ihn und damit für Sie. Das ist an dieser Stelle auch eine ganz klare Absage dazu, ihn an der Leine neben dem Fahrrad laufen zu lassen – schon allein deshalb, weil dem

Hund dabei jede Möglichkeiten genommen wird, freudvoll an den Nachrichten (in Form von Markierungen) seiner Vorgänger zu schnüffeln. Und er keine Möglichkeit, selbst zu entscheiden, wann er eine Pause einlegen will oder sie sogar notwendig braucht. Außerdem kann diese Betätigung für Sie und Ihren Liebling gefährlich werden, wenn sich beispielsweise die Leine irgendwo verfängt. Darüber hinaus entspricht das stundenlange Laufen im Galopp nicht der natürlichen Fortbewegungsart der Hunde und kann Schäden an Muskulatur und Skelett verursachen.

Ebenso ist bei der Ausübung jeder anderen Bewegungsform auf das Leistungsvermögen und den Beschäftigungsdrang des Vierbeiners Rücksicht zu nehmen – zu viel Ehrgeiz beim Menschen kann dem Tier schaden.

Nachfolgend stellen wir Ihnen die beliebtesten Sportarten vor, die Sie gemeinsam mit Ihrem Vierbeiner durchführen können – für den gemeinsamen Adrenalinkick und Glückshormonrausch. Entweder Sie entscheiden sich dafür, später an Wettbewerben teilzunehmen, oder Sie praktizieren das Trimm-dich-fit-Programm just for fun und für mehr Lebensqualität. Versuchen Sie außerdem generell, sich mit dem Hund so oft wie möglich im Freien aufzuhalten und dabei über einen längeren Zeitraum zu bewegen. Sie ermöglichen Ihrem Liebling damit nicht nur ein vitaleres, gesünderes und somit schöneres, sondern mit großer Wahrscheinlichkeit auch ein längeres Leben.

Leider passiert es immer wieder, dass Hundehasser auf Wiesen, im Wald oder neben der Straße Gift auslegen. So reagieren Sie im Ernstfall: Bei Anzeichen wie Erbrechen, Blaufärbung der Zunge, blasses Zahnfleisch, Atembeschwerden, Hecheln, Unruhe, Krämpfe, Muskelzittern, absinkende Körpertemperatur oder Durchfall den Hund **nicht** zum Erbrechen bringen, sondern Aktivkohle (als Faustregel gilt ein Gramm pro ein Kilo Körpergewicht) – diese bindet den Schadstoff im Verdauungstrakt und verhindert die Aufnahme in den Körper – sowie K1-Vitamin in flüssiger Form verabreichen. Danach sofort einen Tierarzt aufsuchen, auch wenn die Symptome nachlassen. Am besten ist es, wenn Sie stets ein kleines Erste-Hilfe-Set mitführen, das Verbandsmaterial, Desinfektionsmittel und Wundsalbe beinhaltet, außerdem eine Liste mit den wichtigsten Telefonnummern von Tierärzten und -kliniken.

Dogwalking, Dogtrekking und Dogrunning (Dogging) – gemeinsam durch Wald und Flur

Beim *Dogwalking* handelt es sich um einen soften Ausdauersport, der vom flotten Spazierengehen bis hin zum Marschieren im Stechschritt jede Gangart und jedes Tempo beinhaltet.

Als *Dogtrekking* werden ausgiebige Wanderungen bis hin zum Bergsteigen mit dem Vierbeiner bezeichnet.

Das Wort *Dogging* stellt eine Kombination aus „Dog“ und „Jogging“ dar und bezeichnet den Partnerlauf für Hund und Halter. Dogrunning ist auch für sensible, gestresste oder schwermütige Tiere geeignet, da beim Laufen Glückshormone freigesetzt werden – man bezeichnet diesen Zustand als „Runner’s High“ oder „Flow“. Achten Sie bitte darauf, dass alle Verletzungsrisiken ausgeschaltet sind und die Tiere vordergründig im Trab laufen.

Bei allen drei Sportarten erkunden Mensch und Tier im Team unter freiem Himmel die Gegend, trainieren dabei ihre Ausdauer und unterstützen sich gegenseitig, um gut voranzukommen.

Sie können den Vierbeiner, dort wo es erlaubt ist, dabei frei neben sich laufen lassen, er sollte allerdings an Ihrer Seite bleiben. Bedenken Sie jedoch Folgendes: Je kleiner Ihr Liebling, desto mehr muss er sich bewegen, um mit Ihnen Schritt halten zu können – darauf muss Rücksicht genommen werden. Ältere Hunde sollten eher walken, als joggen, um Kreislauf und Gelenke zu schonen. Generell empfehlen sich weiche Böden wie etwa auf Feldwegen.

Achtung: Halten Sie bitte immer einen großen Abstand zu Wald- und Weidetieren und leinen Sie den Hund sofort an, noch bevor diese Ihren Weg kreuzen.

Wer mit seinem Hund viel im Freien unterwegs ist, ihn außerdem häufig frei laufen lässt, sollte ihn unbedingt gegen Tollwut impfen lassen und (wie sich selbst) vor Zeckenbissen schützen, beispielsweise mit einem Zeckenhalsband oder „Spot On“ (bitte beim Tierarzt kaufen, die Billigprodukte aus dem Supermarkt oder Zoofachgeschäft schützen nur unzureichend oder so gut wie gar nicht). Dasselbe gilt für Flöhe. Sie können Ihrem Liebling aber auch mit dem Futter eine Prise Knoblauch verabreichen – der hält nicht nur Vampire fern, sondern ebenso blutsaugende Parasiten. Sollte sich eine Zecke bereits festgesetzt haben, achten Sie beim Entfernen mit dafür vorgesehenen Zangen oder Schlingen bitte darauf, dass Sie ihn nicht verletzen, da er sonst sein Gift entladen und auf diese Weise gefährliche und mitunter sogar tödliche Krankheiten wie FSME, Borreliose, Babesiose („Hundemalaria“) und andere übertragen kann.

Weitere sinnvolle Impfungen schützen Ihren Liebling vor Staupe, Parvovirose, Leberentzündung und Leptospirose. Wogegen und wie häufig Sie tatsächlich impfen möchten, liegt bei Ihnen. Lassen Sie sich von Ihrem Tierarzt beraten.

Haben Sie keine andere Möglichkeit, als mit Ihrem Hund direkt in der Stadt zu joggen, hat sich der Vierbeiner angeleint immer parallel zu Ihnen auf der Seite des Gehsteigs zu befinden, um eine optimale Sicherheit zu gewährleisten.

Canicross – Vierbeiner voran und ab durch die Mitte

Canicross stellt ebenfalls einen Lauf durchs Gelände dar, der allerdings eher an ein Schlittenhunderennen erinnert. Nur ohne Schlitten. Das Besondere an dieser gemeinsamen Bewegung: Der Hund darf, nein er soll, ziehen, nämlich den Menschen. Dazu legen Sie sich einen eigens dafür konstruierten Beckengurt an, der die Zugkraft der Leine auf Ihren Körper überträgt. Gute Beratung ist dabei unerlässlich, da es um die Gesundheit Ihrer Lendenwirbelsäule und die Ihres Hundes geht. Ihr Liebling trägt ein Zuggeschirr. Verbunden sind Hund und Halter durch eine spezielle Zugleine inklusive elastischem Rückendämpfer, der harte Stöße abfedert. Ebenso besitzt sie einen „Panik-Snap" (Schnellverschlusskarabiner), mit dem die Verbindung in kritischen Situationen rasch gekappt werden kann – beispielsweise wenn Ihr Vierbeiner ein Reh erblickt und lieber jagen möchte, als Sie hinter sich herzuziehen. Dann sollten Sie sich rasch von Ihrem Hund lösen, wenn Sie nicht mit dem Gesicht voran durchs Unterholz geschleift werden wollen.

Im Idealfall handelt es sich beim Canicross jedoch um echtes Teamwork inmitten der Natur.

Treibball – viele bunte Bälle

Lassen Sie sich nicht von der eher ungünstig gewählten Bezeichnung irritieren, die eher an die Jagd als an Sport erinnert. Entwickelt wurde diese Art der Beschäftigung für arbeitslose Hütehunde, aber auch die meisten anderen Vierbeiner sind davon begeistert. Beim *Treibball* werden große bunte Gymnastikbälle von dem Hund mit der Schnauze in ein aufgebautes Tor oder über eine von Ihnen vorgegebene Ziellinie geschoben. Sie werden dabei ebenfalls nicht untätig sein und nur zusehen, wie Ihr Liebling die überdimensionalen Gummikugeln vor sich hertreibt, sondern Ihren Liebling mit Gesten, leisen Anweisungen und Pfiffen dirigieren – damit er die Aufgabe bewältigen und seine Geschicklichkeit erfolgreich unter Beweis stellen kann. Gekauft werden die Bälle, die mit einer Ballpumpe aufzublasen sind, am besten online, oder Sie bestellen sie im Hundefachhandel.

Agility versus Degility – Lauf mit Hindernissen

Beim *Agility* handelt es sich um einen Parcours, der aus bis zu 20 verschiedenen Hindernissen besteht, die der Hund innerhalb einer bestimmten Zeit mit so wenig Fehlern wie möglich bewältigen soll. Unterstützt wird er dabei von seinem Frauchen oder Herrchen, das mittels Handzeichen mit ihm kommuniziert. Der Vierbeiner muss über Hürden und durch Reifen springen, durch Tunnel kriechen, zwischen Hütchen Slalom laufen und vieles mehr. Er wird darauf geschult, die Stimme, Mimik, Gestik, Körperhaltung und Blicke seines Menschen richtig zu deuten und das gewünschte Kommando auszuführen.

Wussten Sie, …
am höchsten gesprungen beziehungsweise geklettert ist 1989 der Deutsche Schäferhund Volse: Die von ihm überwundene Holzwand maß stolze 3,58 Meter.
Der weiteste Sprung gelang 1849 in Großbritannien dem Windhund Bang, der bei der Verfolgung eines Hasen über eine 9,14 Meter breite Schlucht hechtete. 1984 vollbrachte der Deutsche Schäferhund Charly ebenfalls eine beachtliche Leistung und sprang 5,3 Meter weit.

Anders als beim Agility geht es beim *Degility* darum, die einzelnen Disziplinen möglichst korrekt auszuführen. Da die Schnelligkeit keine Rolle dabei spielt, wird der Leistungsdruck erheblich reduziert und damit das Verletzungsrisiko nahezu ausgeschaltet. Im Vordergrund stehen Spaß und die Bindungsarbeit zwischen Hund und Halter. Jeder Vierbeiner soll die Hindernisse in seinem Tempo überwinden lernen.

Agility können Sie mit sehr beschäftigungsfreudigen und vor allem körperlich gesunden Hunden ausüben, Degility ist auch für ältere, ruhigere oder ängstliche Tiere geeignet. Gefördert werden beim Hund neben der Ausdauer der Gleichgewichtssinn, Koordination und Konzentration.

Bei der Crufts Dog Show 1977 wurde der Brite Peter Meanwell gebeten, einen unterhaltsamen Pausenfüller für das Publikum zu organisieren. Der erfinderische Brite entwickelte daraufhin, inspiriert vom Pferdesport, ein Springturnier beziehungsweise eine Art Hindernislauf für Hunde als Wettkampf. 1978 kam es zur ersten Präsentation – und die Zuschauer waren hellauf begeistert. Danach wurde die neue Sportart blitzschnell zum Selbstläufer und fand weltweit Verbreitung.

Dogdancing – Shake your hips

Dogdancing spiegelt die pure Lebensfreude wider und macht extrem viel Spaß. Allerdings benötigen Sie dafür mehr Kondition, als Sie vielleicht annehmen. Diese Tätigkeit existiert zwar als Sportart auf Wettbewerbsbasis, Sie können das Tanzen mit dem Hund aber ebenso als gesunde Freizeitgestaltung für Mensch und Tier mit

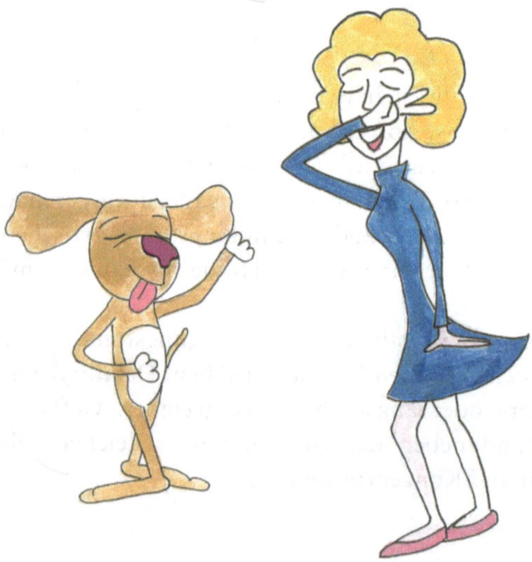

Freude an der Bewegung zur Musik ausüben. Das Dogdancing macht besonders viel gute Laune auf einer wunderschönen Blumenwiese, Sie können es aber ebenso daheim im Wohnzimmer ausüben – sobald Sie alle Vasen, Gläser und andere Dinge, die zu Bruch gehen könnten, beiseite geräumt haben.

Tanzen verbrennt sehr viele Kalorien, diese Sportart ist also bestens zum Abspecken für Hund und Halter geeignet (dazu später mehr).

Schwimmen – großer Spaß für Wasserratten

Wie für den Menschen stellt das *Schwimmen* auch für Vierbeiner eine sehr schonende Sportart dar – durch den Auftrieb im Wasser ist das Eigengewicht niedriger, weshalb sich der Badespaß besonders gut für dickere Hunde oder Tiere mit Gelenkproblemen eignet. Da bei der Bewegung im kühlen Nass zudem ein höherer Widerstand als an Land überwunden werden muss, wird der gleiche Trainingseffekt in der Hälfte der Zeit erreicht. Die meisten Hunde können von Natur aus schwimmen und tun es gern – wenn nicht, gewöhnen Sie Ihren Liebling vorerst im flachen Uferbereich langsam an das vergnügliche Plantschen, es darf keinesfalls Zwang ausgeübt werden.

Da langes Schwimmen speziell für die Halswirbelsäule des Tieres sehr anstrengend ist, sollte man es mit dieser Sportart nicht übertreiben. Auch vom Baden mit vollem Magen oder einem Sprung aus großer Hitze ins kalte Wasser ist in jedem Fall abzuraten – das kann eine Magendrehung oder einen Herz-Kreislauf-Kollaps verursachen.

Hunde sind sogar in der Lage zu tauchen, wenn sie das mögen, etwa im seichten Wasser nach einem Leckerli. (Achtung: Danach darauf achten, dass kein Wasser im Gehörgang bleibt.)

Discdogging – oder einfach „Stöckchen werfen"

Die meisten Hunde laufen gerne Dingen hinterher, die man von sich weg in die Ferne wirft – und das, bis ihre Zunge bereits am Boden schleift, ungeachtet aller sich im Weg befindlicher Hindernisse und trotz hoher Temperaturen. Nehmen Sie darauf Rücksicht und üben Sie diese Sportart generell eher niedrig dosiert aus. Von Wettbewerben ist abzuraten, Verletzungsgefahren und stressbedingte Überforderung sind dabei nämlich sehr groß.

Ob es sich bei dem davongeschleuderten Objekt um ein Stück Holz (achten Sie unbedingt auf abstehende spitze Teile, mit welchen sich das Tier schlimmstenfalls die Schleimhaut im Maul oder die Zunge aufritzt), einen Tannenzapfen oder ein Frisbee handelt, wird Ihrem Liebling völlig egal sein. Vorteil der Wurfscheibe ist allerdings, dass sich der Hund beim Zuschnappen nicht wirklich wehtun kann. Nachteil: Sie müssen die Disc selbst apportieren, wenn Ihr Liebling sie nicht mehr findet, und Sie nicht ständig ein neues Teil kaufen wollen.

Hat sich Ihr Liebling beim übereifrigen Schnappen auf die Zunge gebissen und blutet, ist das nicht besonders tragisch und verheilt in den meisten Fällen von selbst. Dasselbe gilt für das Zahnfleisch, das unter Umständen von den harten Schuppen eines Tannenzapfens aufgerieben wurde.

Die längste Zunge bei einem Hund wurde im Jahr 2002 in St. Clair Shores (Michigan USA) gemessen. Stolzer Besitzer des 43 Zentimeter langen Stücks war der Boxer Brandy.

Sollte Ihr Sportkumpel das Wurfgeschoss nicht mehr hergeben, nachdem er es „erbeutet" hat, üben Sie vorab das Loslassen von Dingen. Geben Sie ihm einen Gegenstand (zum Beispiel die Disc) und sagen kurz darauf „Lass es" oder „Aus". Öffnet Ihr Hund das Maul und gibt Ihnen das Teil, loben Sie ihn und verabreichen gleichzeitig ein Leckerli.

Mantrailing – Fährtensuche für Fortgeschrittene

Der Individualgeruch einer Person, die sich in einer bestimmten Entfernung versteckt, wird mittels Probe (zum Beispiel eines Taschen- oder Halstuchs) aufgenommen. Im Anschluss sucht der Hund auf seinem Weg nach kleinsten Partikeln, die diesen Geruch ebenfalls tragen, beispielsweise Hautschuppen. Diese haften allerdings auf jedem Untergrund wie Wald, Asphalt, Wiese oder Kies anders, wodurch sich verschiedene Schwierigkeitsstufen ergeben. Mantrailing ist für alle Rassen geeignet, stärkt das Selbstbewusstsein des Tiers und stellt eine der artgerechtesten und spannendsten Beschäftigungen überhaupt dar.

Tipp: Trails bei Vollmond haben einen ganz besonderen Reiz.

Die Idee, mit Hunden nach Menschen zu suchen, stammt ursprünglich aus dem antiken Rom. Dort wurden entflohene Sklaven mithilfe von Vierbeinern verfolgt und aufgespürt. Heute ist diese Disziplin unter anderem bei der Polizei verankert, die Mantrailer werden vorwiegend bei der Personensuche und Rekonstruktion von Straftaten einsetzt.

Geocaching auf vier Beinen – eine tierische Schatzsuche

Spannenden Nervenkitzel für Zwei- und Vierbeiner bietet eine Schatzsuche – die moderne Version nennt sich Geocaching (= „geheime Lager unter der Erde"). Es handelt sich dabei um eine GPS-Schnitzeljagd mit Verstecken in der Natur, deren geografischen Koordinaten auf einer speziellen Online-Datenbank zu finden sind (gesucht wird mithilfe eines GPS-Empfängers oder alternativ traditionell mit Landkarte). Dabei müssen Hund und Halter gemeinsam knifflige Rätsel lösen, Aufgaben erfüllen, fremdes Terrain erkunden und „Schätze“ finden. Das weckt nicht nur im Menschen den Abenteurer, sondern macht auch Vierbeinern großen Spaß!

Die genaue Vorgehensweise: Sie stellen in einer entsprechenden Datenbank fest, ob sich in Ihrer Umgebung, beziehungsweise vielleicht sogar auf Ihrer Gassi-Route, ein Cache befindet (wo jemand eine Tupperdose versteckt hat, die mit kleinen Gegenständen befüllt ist und zu der Sie nach einer kleinen Schnitzeljagd mit verschlüsselten Hinweisen gelangen). Die Startkoordinaten des Weges zum betreffenden Versteck geben Sie in Ihr GPS-Gerät ein oder markieren den Punkt auf einer Landkarte. In der virtuellen Beschreibung des jeweiligen Caches befinden sich neben den Koordinaten noch sämtliche Informationen zu der Route, beispielsweise ob diese in jedem Bereich hundetauglich ist, über wie viele Kilometer sie sich erstreckt und mit welchem Terrain man rechnen muss.

Wenn Sie den Schatz gefunden haben, tragen Sie sich im vorhandenen Logbuch ein und nehmen sich einen Gegenstand aus der Dose, legen Ihrerseits aber ein Tauschobjekt hinein.

Wenn Sie mit Ihrem Vierbeiner auf den Spuren von Indiana Jones wandeln wollen, stellen Sie sicher, dass Ihr Begleiter über ausreichend Kondition verfügt, denn das Geocaching kann sehr anstrengend sein – schließlich will man es den Schatzsuchern ja nicht zu einfach machen. Nehmen Sie unbedingt Trinkwasser für sich und Ihren Liebling mit, denn manche Caches nehmen durchaus einige Stunden in Anspruch und es gibt nicht immer Trinkmöglichkeiten auf dem Weg. Ebenso gehören das Handy, ein Erste-Hilfe-Set, ein Pfotenschutz und Ersatzleine- und Halsband zur Ausrüstung (für Sie sind Wanderschuhe und wetterfeste Kleidung zu empfehlen), die Strecke kann nämlich auch durch einsame Gebiete und über unwegsames, steiniges Gelände führen.

Erfahrene Geocache-Hunde beteiligen sich nach einem entsprechenden Befehl an der Suche nach dem Versteck oder stehen Schmiere (da der Cache ja geheim bleiben soll) und zeigen durch einen kurzen Belllaut an, dass sich Passanten nähern.

Vor allem Multi-Caches, bei welchen die Zwei- und Vierbeiner über mehrere Stationen querfeldein versteckte Hinweise und Rätsel lösen müssen, um im Ziel den Schatz zu finden, sind für Hunde besonders gut geeignet.

Trickdogging – für schlaue „Füchse"

Die meisten Hunde lieben es, kleine Tricks zu erlernen und diese danach unter großem Beifall und in Erwartung einer Belohnung vor versammelter Mannschaft zu präsentieren. Besonders geeignet sind für diese Sportart Vierbeiner mit starkem Hütetrieb, aber auch die ganz Kleinen oder besonders Bequemen haben Spaß an dem einen oder anderen Kunststück (besonders dann, wenn sie sich davon einen Vorteil erhoffen – dass beispielsweise Türen selbst öffnen können durchaus praktisch ist, wird ihnen außerordentlich schnell klar).

Die meisten Tricks, insgesamt nämlich 469, beherrschte die im Jahr 2006 im Alter von zwölf Jahren verstorbene Pudeldame Chanda-Leah – unter anderem brachte sie ein Taschentuch, wenn jemand nieste, spielte Klavier, fuhr Skateboard und räumte ihre Spielsachen selbst weg. Das weiße flauschige Fellknäuel erhielt im Jahr 1999 einen Eintrag im Guinness Buch der Rekorde.

Als Sport gilt Trickdogging deshalb, weil die Abläufe recht flott sind und eine gute Kondition des Tieres notwendig ist. Aber auch Sie werden dabei Ausdauer-Höchstleistungen vollbringen müssen, wenn Sie mit Ihrem Liebling die Tricks konsequent üben.

Trick „In die Arme springen": Sie fangen niedrig an, hocken sich auf den Boden (bitte nur dann, wenn Sie über einen guten Gleichgewichtssinn verfügen) oder setzen sich auf einen Stuhl und lassen den Hund auf Ihren Schoß springen. Dann gehen Sie mit Ihren Armen Schritt für Schritt immer weiter nach oben, indem Sie sich beispielsweise ein Kissen mehr auf den Stuhl legen. Schließlich stehen Sie ganz auf. Sie können Ihren Liebling anfangs noch mit einem ausgestreckten Bein unterstützen, bis er von allein aus dem Stand in Ihre Arme springen kann.

Selbstverständlich können Sie über die genannten Sportarten hinaus jede Art von Ausdauertraining gemeinsam mit Ihrem Hund machen – solange die Sicherheit für Ihren Liebling dabei gewährleistet ist und ihm die Tätigkeit offenkundig Freude bereitet. Aus letztgenanntem Grund heißen diese Betätigungsmöglichkeiten auch „Funsportarten“.

So ist es beispielsweise möglich, mit dem Hund Fußball zu spielen oder Trampolin zu springen.

Im Zuge der vorangegangenen Aufzählung haben Sie sich vielleicht überlegt, ob und wie die Einwohner von Tiergärten auf Trab gehalten werden. Es drängt sich die Vermutung auf, dass sich Tiger, Fuchs, Wolf und Co. im Zoo entsetzlich langweilen, nicht ausreichend bewegen und daher kaum geistig und körperlich fit sein können.

Aber das stimmt so nicht, denn mittlerweile ist bekannt, dass man Tiere nicht unterfordern darf, da diese sonst unter Umständen depressiv oder im schlimmsten Fall sogar aggressiv werden. Auch ist es nicht im Sinne einer verantwortungsvollen Tiergartenleitung, die Muskeln der zwei- und vierbeinigen Schwimmer, Flieger, Läufer, Springer und Kletterer in Gefangenschaft verkümmern zu lassen.

Sicher ist, dass die Zoobewohner viel Zeit haben, da sie nicht auf Nahrungssuche gehen und ihren Aufenthaltsort daher nicht wechseln müssen – ein scheinbares Schlaraffenland also. Doch die meisten Tiere bewegen sich gerne, sogar Löwen, die in freier Wildbahn den Großteil des Tages mit Dösen zubringen, flitzen von Zeit zu Zeit gerne durchs Gelände. Und aus diesem Grund sind Abwechslung und Beschäftigung, und zwar in Form einer sogenannten Bereicherung des Lebensraums (mit Spielzeug, Sport- und Trimmgeräten, Sinnesreizen, Wellnessanwendungen, Sozialkontakten, ...), wesentliche Bestandteile fortschrittlicher Zootierhaltung. Auch im Tiergarten Schönbrunn werden die Tiere rund um die Uhr mit Herausforderungen konfrontiert.

Und so wie Pfleger im Zoo mit Robben beispielsweise Sit-ups üben und Bären animieren, Hanteln zu stemmen, können Sie mit Hund Fitness machen und verschiedenste Übungen trainieren.

Kraftsport

Beim Kraftsport für den Hund handelt es sich natürlich nicht um Bodybuilding im klassischen Sinn, bei dem sich Ihr Liebling in einen cornettoförmigen Fleischberg verwandelt und seine Umwelt in Angst und Schrecken versetzt, sondern vielmehr um sinnvolle Muskelarbeit. Auf der einen Seite verhelfen feste, gut trainierte Muskeln dem Vierbeiner zu einer besseren Körperbeherrschung und damit zu mehr Stabilität und Sicherheit beim Herumtoben, Spielen oder Sporteln. Auf der anderen Seite sind die etwas breiter gebauten Hunde allein aufgrund ihrer Optik sicher potentere Beschützer. Sie werden unter Umständen sogar zu kleinen Superdogs, weil sie mit etwas mehr Masse selbstbewusster sind und damit mutiger agieren – die Ähnlichkeit zu einer bestimmten Sorte Mann ist nicht zu verkennen.

Im alten Rom trainierte man die Hunde zu wahren Muskelpaketen und ließ sie in den Arenen gegen Bären, Löwen und Elefanten sowie gegen Gladiatoren kämpfen. Ebenso mussten sie ihre Stärke im Duell mit Bullen beweisen, was ihnen den Namen „Bullenbeißer-Hunde" eintrug. Die Römer hatten die Rasse bei ihrer Besetzung in Groß Britannien kennengelernt und zogen sie aufgrund ihrer Tapferkeit ihren eigenen Hunden, den Molossern, vor. In einigen Dokumenten aus dieser Zeit wird von diesen englischen „Fighting Dogs" (daher stammt die Bezeichnung „Kampfhund") geschwärmt, die in der Lage waren, einem ausgewachsenen Bullen das Genick zu brechen. Die heutigen „Kampfhunde" haben mit diesen damaligen Kampfmaschinen jedoch nichts mehr gemeinsam.

Doch bevor Ihr Liebling Muskeln ansetzen kann, sollte er langsam mit einem behutsamen Training beginnen – die im vorherigen Kapitel beschriebenen Sportarten sind ein sehr guter Einstieg. Ebenso empfehlenswert sind sanfte Kraftübungen wie Yoga und Pilates.

Doga – vom Doggi zum Dogi

Längst hat die aus Indien stammende philosophische Entspannungslehre die Haustierszene erreicht, bei der Sie und Ihr Vierbeiner Figuren wie Halbmond, Sonnengruß oder Pyramide bilden. Natürlich muss man Yoga mit dem Hund über einen längeren Zeitraum hinweg trainieren, und es dauert bestimmt einige Zeit, bis aus dem aufgeregten „Wuff“ ein mantrisches „Om“ wird – doch mit viel Ermunterungen, Lob und Leckerlis sollte es gelingen, gemeinsam zur göttlichen Gleichmut zu gelangen. Sie können in Gruppen mit Gleichgesinnten transzendieren und transpirieren, oder Sie entstressen mit Ihrem Liebling allein zu Hause. Fakt ist: Doga erhöht Sensibilität und Aufmerksamkeit Ihres Tieres.

Übung 1: Pranayama

Körper und Geist sollen durch bewusste Atmung zusammengeführt werden, wodurch Entspannung und Beruhigung eintritt.

Nicht ohne Grund atmet der Mensch einmal tief durch, bevor er sich zu einem wichtigen Schritt überwindet oder eine schwerwiegende Entscheidung zu treffen hat. Bei dieser Übung können Sie Ihren Hund perfekt mit einbeziehen: Streichen Sie ihm mit den Händen seitlich über die rechte und linke Seite des Brustkorbs, konzentrieren Sie sich dabei auf Ihre eigene Atmung und versuchen Sie, Ihrem Liebling beim Ausatmen Frieden und Ruhe zu vermitteln. Er wird Ihre Ausgeglichenheit spüren und sich nach einiger Zeit Ihrem Rhythmus anpassen.

Übung 2: Adho Mukha Svanasana

Der „herabschauende Hund“, wie diese Übung genannt wird, dehnt, lockert und kräftigt schonend die Rückenmuskulatur bei Hund und Halter.

Die Stellung sieht von der Seite betrachtet wie ein umgedrehtes

V aus: Sie knien sich hin, legen die Handflächen vor sich auf den Boden und strecken Ihr Gesäß in die Höhe.

Nicht umsonst wurde diese Yoga-Figur nach dem besten Freund des Menschen benannt – der nimmt diese Position nämlich häufig automatisch ein, wenn er sich im Stehen streckt. Ihr tierischer Dogi kann zu dieser Übung animiert werden, indem Sie ihm bodennah ein Leckerli hinhalten, so muss er vorne nach unten gehen und das Gesäß nach oben strecken.

Übung 3: Tadasana

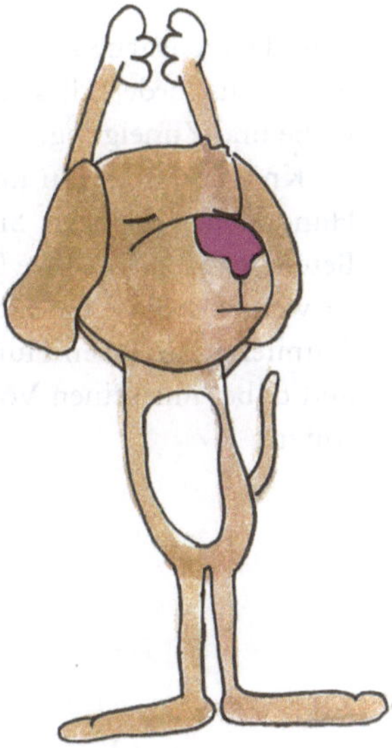

Bei der Yoga-Übung namens „Berg" sollen die Körperhaltung verbessert, der Gleichgewichtssinn trainiert und das Bewusstseinsempfinden sensibilisiert werden. Üblicherweise führt man diese Position im Stehen aus, doch in Kombination mit Ihrem Vierbeiner setzen Sie sich mit aufrechtem Oberkörper im Schneidersitz auf den Boden und führen die Arme in die Höhe, bis sich Ihre Handflächen über dem Kopf berühren. Wenn Ihr Hund schon ein wenig trainiert ist und Sie oft beim Yoga beobachtet, wird er es Ihnen gleichtun. Er steht dabei auf seinen Hinterbeinen und hebt die Pfoten nach oben, was auch bei ihm den Gleichgewichtssinn schult. Gleichzeitig wird sich sein Körpergefühl verbessern.

Übung 4: Bhujangasana

Die Kobra stellt eine leichte Dehnübung dar, die der sanften Kräftigung der Rücken- und Beinmuskulatur und Lösung von Verspannungen dient.

Legen Sie sich flach auf den Bauch, positionieren Sie die Handflächen nahe der Schultern am Boden, stützen Sie sich ab und strecken den Oberkörper nach oben. Ihren Liebling können Sie mit einem Leckerli in eine ähnliche Position locken, wobei er die Hinterläufe nach hinten wegstreckt.

Übung 5: Namaskar

Beim Herzensgruß soll vor allem die Lebensenergie fließen, darüber hinaus fördert diese Figur die Konzentration und symbolisiert Liebe und Zuneigung.

Knien Sie sich hin und setzen sich dann auf Ihre Waden, die Handflächen bringen Sie vor der Brust zusammen, wie beim Beten, während Sie Ihre Ellenbogen ein Stück in die Höhe heben – so weit, bis Sie eine leichte Spannung in den Schultern spüren. Animieren Sie Ihren Hund, dass er sich Ihnen gegenüber hinlegt und dabei mit seinen Vorderpfoten auf Ihren Oberschenkeln abstützt.

Pilates – für eine bessere Haltung und Konstitution

Auch Pilates macht nicht vor den Vierbeinern Halt und stellt als effektives und systematisches Ganzkörpertraining, bei dem Kraft, Beweglichkeit und Mut gesteigert werden, ein wunderbares Training dar. Vorwiegend werden bei dieser Methode Bauch-, Beckenboden- und Rückenmuskulatur gestärkt – bei Hund wie Halter.

Erfunden und entwickelt wurde diese Methode von dem deutsch-US-amerikanischen Körpertrainer Joseph Hubert Pilates ab etwa 1915. Die Idee kam dem ehemaligen Brauerei-Gehilfen in England, wo er nach eigener Aussage im Zirkus als römischer Gladiator auftrat und für diesen Job ein Sixpack vorweisen musste. Später unterrichtete er deutsche Polizisten in Pilates, häufig unter Miteinbeziehung der Exekutivhunde, um deren Haltung, Konstitution und Kondition zu verbessern.

Übung 1: Schwimmen

Diese Übung ist einfach durchzuführen, aber äußerst effizient, sie kräftigt Rücken und Gesäß.

Sie legen sich auf den Bauch und strecken die Beine gerade nach hinten. Dann heben Sie den Oberkörper, und abwechselnd rechtes Bein, linker Arm, linkes Bein, rechter Arm und so weiter, als würden Sie durchs Wasser pflügen. Ihren Liebling können Sie zum Schwimmen im Trockenen überreden, indem Sie seine Vorderpfoten abwechselnd heben, wenn er Platz macht. Seine Hinterbeine müssen dabei nicht ausgestreckt sein. Oder aber Sie heben beim stehenden Hund alle vier Läufe der Reihe nach auf, strecken sie sanft nach vorne, winkeln sie ab und ziehen sie zurück. Vielleicht macht er die Bewegung irgendwann von ganz allein.

Übung 2: Kreise malen

Für muskulöse Oberschenkel sorgt die Übung „Kreise malen“.

Sie liegen auf dem Rücken, strecken ein Bein nach oben und „malen Kreise“ in die Luft – ganz langsam und zuerst kleine, dann immer größere. Wenn Ihr Liebling an der Reihe ist, drehen Sie ihn auf den Rücken, kraulen zuerst einmal ausgiebig Brust und Bauch, ziehen dann einen seiner Läufe sanft nach oben und zeichnen damit ebenfalls Kreise. Und das Ganze mal vier.

Übung 3: Pferd und Hund (Kombinationsübung)

Bei dieser Kombi werden vor allem die Bein- und Gesäßmuskeln gestärkt.

Sie gehen in den Vierfüßerstand, was Ihren Hund entweder irritieren oder freuen wird, und treten ganz langsam mit einem Bein wie ein Pferd nach hinten aus. Danach ziehen Sie das Bein, wieder in Zeitlupe, abgewinkelt zur Seite mit dem Knie Richtung Brust – Sie stehen nun wie ein Rüde beim Pipi machen. Dann ist das andere Bein an der Reihe. Ihrem Liebling werden Sie auch bei dieser Übung unter die „Arme" greifen müssen: Während er steht, ziehen Sie abwechselnd den einen, dann den anderen Lauf sanft gestreckt nach hinten und bringen ihn dann gebeugt wieder nach vorne.

Fit mach mit – tierische Kraftübungen

Während in den USA eigene Hunde-Personal-Trainer regelmäßig mit den pummeligen Schätzchen älterer Dame oder den vierbeinigen Prestige-Objekten vielbeschäftigter Managertypen Fitness machen, steht der Trend „Gesund mit Hund" in unseren Breiten noch in den Startlöchern.

Die tierischen Kraftübungen, die in der Folge beschrieben werden, eignen sich optimal für Hund und Halter, Seite an Seite. Es geht dabei, ebenso wie bei Yoga/Doga und Pilates in erster Linie darum, bestimmte Körperpartien zu kräftigen.

Im Wildpark von Ernstbrunn in Niederösterreich trainieren Wölfe auf Laufbändern, während ihre Vitalfunktionen sorgsam überwacht werden. Im Vergleich zu Hunden, die das Fitnessgerät ebenfalls nutzen, haben sie rascher gecheckt, wie es funktioniert, und bewegen sich mit einer Geschwindigkeit von zwölf Kilometer pro Stunde um vier Kilometer pro Stunde schneller vorwärts als ihre domestizierten Kollegen. Darüber hinaus trainieren Wölfe eifriger als Hunde. Mit zwei Metern Breite und zehn Metern Länge ist das Laufband im Wildpark von Ernstbrunn das Größte weltweit.

Übung 1: Ausfallschritt

Bei dieser Übung werden beim Menschen die Gesäß- und Beinmuskulatur gestärkt, beim Hund trägt sie zur Wirbelsäulenmobilisation bei.

Machen Sie einen großen Ausfallschritt nach vorne und gehen dabei in die Knie, bis sich der Oberschenkel parallel zum Boden befindet. Sie halten die Position, so lange Sie können, und drücken sich dann kraftvoll wieder nach oben. Ihr Vierbeiner robbt während des Ausfallschritts unter Ihrem Oberschenkel durch (außer, er ist so klein, dass er auch aufrecht durchpasst). Vielleicht müssen Sie ihn dazu anfänglich mit einem Leckerli motivieren.

Übung 2: Kniebeuge

Zur Kräftigung der Gesäß-, Bein-, Arm- und Rückenmuskulatur stellen Sie im Stand die Beine hüftbreit auseinander, Ihr Liebling springt – je nach Größe – auf Ihre Knie oder mit seinen Pfoten in Ihre nach vorne gehaltenen Hände. Sie halten den Hund fest und beugen die Beine, bis die Oberschenkel waagrecht sind, der Rücken ist dabei ganz gerade, danach wieder aufrichten. Fordern Sie Ihren haarigen Trainingspartner dazu auf, zeitgleich mit Ihnen seine Hinterläufe zu beugen, danach loben Sie ihn ausgiebig.

Übung 3: Stehender Liegestütz

Der Liegestütz im Stehen stärkt beim Halter die Oberkörper-, Bauch- und Brustmuskulatur, beim Hund Schulter-, Bauch- und Beinmuskulatur.

Sie stützen sich im Stand mit den Händen an einer vor Ihnen liegenden Fläche ab, im Freien beispielsweise an einem Baumstamm, beugen die Arme, halten die Stellung und strecken die Arme danach wieder aus. Auf Ihr Zeichen springt der Hund ebenso gegen die Fläche und wieder hinunter.

Übung 4: Dips

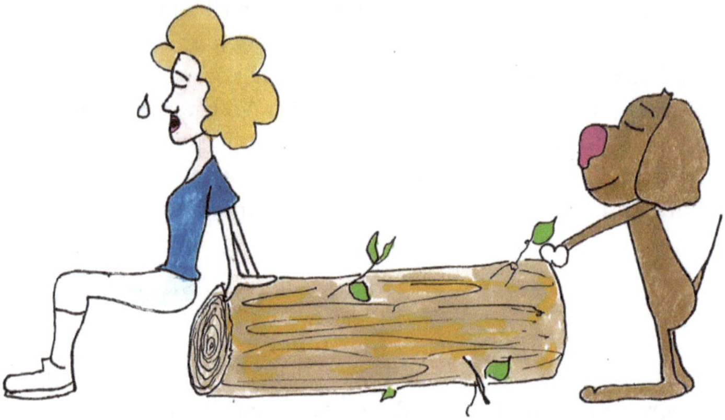

Nein, es handelt sich dabei nicht um Soßen zum Eintauchen, sondern um eine Fitnessübung, die dem Menschen zu einer Kräftigung der Oberarmrückseite (gegen die „Flügel" beim Winken) und dem Tier zur Stärkung der Schultermuskulatur sowie zur Stabilisation des Rumpfs verhilft.

Auf einem Sessel, einer Bank oder einem Baumstamm mit den Händen hinter dem Rücken abstützen und die Arme beugen, wobei sich das Gesäß knapp vor dem Objekt Richtung Boden bewegt – Position halten und den Körper danach wieder hochdrücken. Ihr Liebling steigt bei jedem Dip mit den Vorderpfoten auf das Objekt, balanciert aus und steigt langsam wieder hinunter.

Übung 5: Unterarmstütz

Diese Übung dient Hund und Halter zur Ganzkörperstabilisation. Sie gehen am Boden in den Unterarmstütz (anstatt wie mit den Handflächen in den Liegestütz), und bewegen sich mit dem Oberkörper nach unten und langsam wieder nach oben, während Ihr Hund unter Ihnen durchkriecht.

Übung 6: Sprint

Dabei handelt es sich um ein Schnellkrafttraining für Mensch und Tier.

Entweder sprinten Sie auf Kommando gemeinsam mit Ihrem Vierbeiner etwa 20 Meter nach vorne, oder aber Sie laufen zuerst, verstecken ein Leckerli am Ziel, laufen zurück und lassen dann den Hund auf Ihr „Go“ die Belohnung holen.

Zum Abschluss: Stretching der Vorder- und Hinterbeine (des Hundes).

Zur Dehnung der Vorderbeine stellen Sie sich so neben Ihren Hund, dass Sie beide in dieselbe Richtung blicken. Mit einer Hand stützen Sie nun das Ellbogengelenk der Gliedmaße und drücken es sanft nach oben, mit der anderen Hand strecken Sie es gerade nach vorne aus. Dann bringen Sie es zurück und dehnen es in die andere Richtung, wobei Sie einen leichten Druck auf das Schulterblatt Ihres Vierbeiners ausüben können. Danach ist das andere Bein an der Reihe.

Um die Hinterbeine zu stretchen, setzen Sie sich mit dem Gesicht zum Gesäß Ihres Hundes auf den Boden. Stützen Sie mit einer Hand das Knie des Tiers und üben Sie gleichzeitig sanften Druck auf die Hüfte aus, bis sich die Gliedmaße streckt. Legen Sie die andere Hand auf das Gesäß und ziehen das Bein nach vorne – dabei dürfen Sie keinesfalls einen starken Zug ausüben. Danach wird das andere Bein gedehnt.

Teamfitness mit Roman Daucher

Es folgen nun noch drei Übungen von Roman Daucher, Fitness-Experte von Puls4:

Übung 1: „The Chair"

Diese Übung dehnt die seitliche Oberschenkel- und Gesäßmuskulatur.

Ausgangs- und somit Dehnungsposition ist ein Einbeinstand. In einer Hand halten Sie ein Leckerli für den Hund. Legen Sie den Unterschenkel über dem Kniegelenk des Standbeins auf den Oberschenkel und simulieren Sie eine „Sitzposition". Ziehen Sie einen Arm nach vorne, und geben nun – während Sie versuchen, die Balance zu halten – Ihrem Liebling das Leckerli. Atmen Sie dabei gleichmäßig ein und aus.

Die Position wird (statisch, also ohne zu wippen) pro Bein in etwa 20 bis 25 Sekunden gehalten.

Vorsicht: Der häufigste Fehler tritt hier bei der Positionierung des Unterschenkels auf. Hier muss unbedingt darauf geachtet werden, dass das Kniegelenk des am Oberschenkel befindlichen Beines fest zur Seite gedrückt wird.

Übung 2: „Rolling Down mit Spielzeug"

Diese Übung hat zum Ziel, den gesamten Körper zu kräftigen, also Schulter-, Bein-, Bauch- und Rückenmuskulatur.

Beginnen Sie aufrecht sitzend, die Beine leicht angewinkelt und leicht geöffnet. Den Nabel ziehen Sie in Richtung Wirbelsäule, wobei die Hände an den Oberschenkelaußenseiten liegen. Begradigen Sie Ihren Rücken und verlängern Sie Ihre Halswirbelsäule durch Strecken des Hinterkopfes nach oben. Greifen Sie mit Ihren Händen unterhalb der Kniekehlen. In einer Hand halten Sie das Spielzeug Ihres Hundes. Nun ziehen Sie fest den Nabel in Richtung der Wirbelsäule, runden den Rücken und beginnen Sie langsam einen Wirbel nach dem anderen Richtung Boden zu bringen, so lange, bis Sie komplett am Boden liegen. Nun wird das Spielzeug rückwärts abgelegt – Ihr Hund soll es holen. Setzen Sie sich wieder auf – Ihr Hund bringt Ihnen das Spielzeug wieder.

Die Rollbewegung wird zweimal hintereinander (mit einer kleinen Pause zwischen den Übungssätzen) acht- bis zehnmal ohne Pause durchgeführt.

Vorsicht: Der häufigste Fehler tritt bei dieser Übung bei der Positionierung der Wirbelsäule auf. Versuchen Sie sich vorzustellen, Sie legen einen Wirbel nach dem anderen auf den Boden und anschließend heben Sie sie wieder in der umgekehrten Reihenfolge auf. Ihr Kopf sollte immer in der Verlängerung Ihrer Halswirbelsäule stehen.

Übung 3: „The Bridge"

Was trainiert wird: Diese Übung hat zum Ziel, jedes einzelne Wirbelsäulensegment (Hals- Brust- und Lendenwirbelsäule) zu mobilisieren und wahrzunehmen.

Die Beine sollen so angewinkelt werden, dass die Fersen in etwa eineinhalb Fußlängen vom Gesäß entfernt sind. Die Kniegelenke haben voneinander den Abstand von einer Faustbreite. Die Lendenwirbelsäule ist in Richtung Boden gezogen. Die Hände sind seitlich positioniert. In dieser Stellung wird eingeatmet.

In der Mittelposition wird unter Anspannung der Gesäßmuskulatur zuerst der untere Anteil der Lendenwirbelsäule, danach der Brustwirbelsäule, nach oben gehoben. Sobald sich das

Gesäß vom Boden abhebt, beginnen Sie langsam und kontrolliert auszuatmen.

In der Endposition wird auch der untere Anteil der Halswirbelsäule vom Boden abgehoben und die einzige Auflagefläche des Oberkörpers sind somit die Schulter und der Hinterkopf. In dieser Position sollten Sie vollständig ausgeatmet haben. Jetzt animieren Sie Ihren Hund unter dieser Brücke (angehobenes Becken) durchzulaufen.

Die Übungsabfolge wird fünf- bis achtmal ohne Pause durchgeführt. Sowohl das Auf- als auch Abrollen soll zwei bis drei Sekunden dauern.

Vorsicht: Der häufigste Fehler tritt bei der (Wirbel für Wirbel stattfindenden) Rollbewegung auf. Hier muss unbedingt darauf geachtet werden, dass jeder einzelne Teil der Wirbelsäule langsam und kontrolliert (die Bewegungsgeschwindigkeit sollte anfänglich eher zu langsam als zu schnell sein) belastet wird.

Spiel als Gehirnjogging

Eine Studie der Universität Yale besagt, dass die wichtigsten Glücksmomente die Freude an und Zufriedenheit mit der eigenen Arbeit sind. Und als Hundemensch „arbeitet" man genauso wie als Mutter oder Vater.

Signalisieren wir unseren Tieren, dass sie uns nerven, zu anstrengend, zu dumm oder zu teuer sind, schaden wir damit nicht nur der Seele des Tieres, sondern auch unserer eigenen. Versuchen wir aber, das Beste aus unserem Zusammenleben zu machen und die gemeinsame Zeit zu genießen, werden sich schon bald Erfolge einstellen, die uns nachhaltig stolz und zufrieden machen.

Was nun für den Hund als Training, Arbeit oder Spiel gilt, liegt ganz im Auge des Betrachters. Sehr häufig sind die Grenzen verschwimmend, denn wer Arbeit und Training mit dem Hund spielerisch aufbaut, ist ganz sicher auf der richtigen Seite. Menschen berichten immer wieder, dass sich der richtige Job nicht wie Arbeit anfühlt. So ähnlich wird es auch für Hunde sein.

Sudokus und Kreuzworträtseln lösen, tun dem Menschen bekanntlich gut. Aber auch körperlicher Sport trainiert das Gehirn. Bestimmte Bewegungsabläufe müssen erlernt, eingespeichert und großteils automatisiert abgerufen werden. So zählt das Tanzen beispielsweise zu den Sportarten mit dem größten Fitnesseffekt für unser Gehirn. Als besonders geistig fördernd gilt das Rückwärtslesen (von rechts nach links). Inwieweit das Gehirn wirklich trainiert werden kann, wird in der Forschung noch kontrovers diskutiert. Einigkeit herrscht aber darüber, dass alles zuträglich ist, was die Alltagsroutine durchbricht.

Tipp für den Menschen: Halten Sie doch mal Ihre Kaffeetasse in der linken anstatt immer in der rechten Hand, steigen Sie von rechts auf Ihr Fahrrad oder versuchen Sie, sich die Schuhbänder andersrum zu binden. Sie werden sehen: Gar nicht so einfach! Tricksen Sie Ihr Gehirn einfach hin und wieder aus und beschäftigen Sie es.

Genauso wie das Gehirn des Menschen ab und zu überrascht werden will, verhält es sich mit dem Gehirn des Hundes. Wenn Tiere gelangweilt sind, können sich Verhaltensprobleme verschiedenster Art einstellen – vermehrtes Bellen und Zerstören von Gegenständen, um nur zwei zu nennen. Über Nachteile und Risiken von mentalem Training kann hingegen nicht berichtet werden. Auch Tiere genießen geistige Herausforderungen und lernen vorzugsweise bei Spielen. Diese fördern Selbstsicherheit und Entwicklung. Angst und Unsicherheiten verringern sich, die Körperbeherrschung wird verbessert. Besonders erwachsene und ältere Tiere profitieren von den positiven Nebeneffekten der Spiele. Auch Seniorhunde, die zwar etwas langsamer, dafür nachhaltig lernen, erfreuen sich an kreativen und abwechslungsreichen Tätigkeiten mit ihrem Menschen. Routine und Bevormundung hingegen lassen die Tiere abstumpfen, resignieren und schneller altern. Ebenso ist erwiesen, dass genügend Schlaf die Gedächtnisleistung verbessert. Man beachte, dass Hunde mindestens 17 Stunden täglich friedlich schlummern sollten, um gesund und fit zu bleiben.

Der Hunde-Experte Stanley Coren unterzog 1995 verschiedenste Rassen einem Intelligenztest. Dabei befand er folgende Rassen als herausragend gescheit: Border Collie, Pudel, Deutscher Schäferhund, Golden Retriever, Dobermann.
Die dümmsten Hunde sollen der Afghanische Windhund, der Basenji, die Bulldogge und der Chow-Chow sein. Berücksichtigt wurden bei dieser Studie mit 110 Rassen allerdings nur die Arbeits- und Gehorsamsintelligenz. Doch eine solche Beurteilung reicht lange nicht aus, um die Klugheit des Hundes in seiner Gesamtheit und Komplexität zu erfassen und zu be-

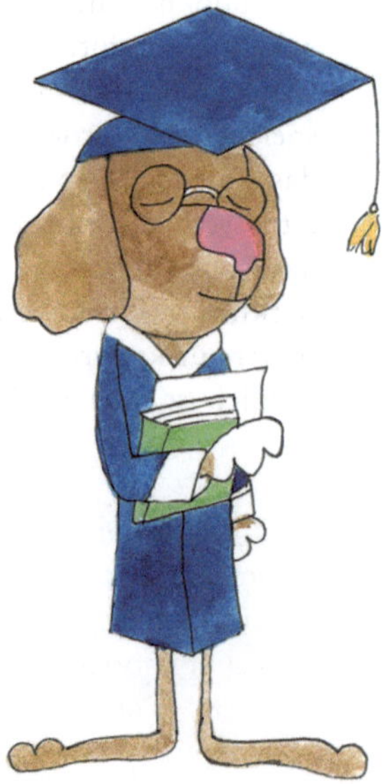

schreiben. Intelligenztests beim Menschen messen meist verbale und numerische Kompetenz, Merkfähigkeit, schlussfolgerndes Denken, Wissen und Arbeitseffizienz. Viele dieser Teile sind natürlich beim Hund (für den Menschen) nicht überprüfbar, wenngleich die Wissenschaft längst an der Entwicklung von kognitiven Leistungstests für Hunde arbeitet. So viel noch: Die Cleverness der Hunde zeigt sich unter anderem darin, dass sie sich über viele Jahrhunderte an ihre Umwelt (und den Menschen) angepasst und – wie Darwin es ausdrückte – damit ihre Intelligenz bewiesen und erhöht haben. In der weiter entfernten Zukunft wird sich herausstellen, ob der Mensch dazu ebenso im Stande war.

Wichtig ist, dass Sie Ihr Tier individuell fördern, seine Talente erkennen und natürlichen Veranlagungen Raum geben. Haben Sie beispielsweise einen waschechten Hütehund zu Hause, wird dieser sehr wahrscheinlich mehr Interesse an Treibspielen zeigen als an Dummy-Arbeit. Führen Sie einen strammen Jagdhund, bedarf es ziemlich sicher mehr an Aufwand, diesen zum Dogdancing zu überreden, als ihn auf eine Fährte zu locken.

Hunde allerdings als „dumm“ zu bezeichnen, weil sie andere Talente haben, die möglicherweise gar nicht richtig erkannt werden, wäre schlichtweg gemein und auch falsch.

Wie denkt der Hund?

Die Meinung, dass Hunde nicht denken können und stets nur instinktiv handeln, ist leider nach wie vor verbreitet. Der amerikanische Biologe Donald Griffin konnte jedoch im Jahr 1984 nachweisen, dass kognitive Fähigkeiten auch den Tieren zustehen. Die Unterschiede zum menschlichen Denken seien ihm zufolge nicht grundsätzlich, sondern nur graduell. Hunde leben im Hier und Jetzt (das kann nicht oft genug betont werden), ohne wehmütigen Blick zurück auf die Vergangenheit und ebenso ohne

Zukunftssorgen. Sie fragen nicht nach dem „Warum“, denn sie akzeptieren die Welt so, wie sie gerade in diesem Moment eben ist. Auf Begründungen, Rechtfertigungen und sonstige menschliche Verhaltensweisen legen die Vierbeiner keinen Wert.

Möchte ein Hund ein Problem lösen, bedient er sich verschiedenster Möglichkeiten. Er greift auf bereits gemachte Erfahrungen zurück, lernt durch Nachahmung oder versucht, durch das sogenannte „Versuch-Irrtum-Prinzip“ an die Lösung zu kommen.

Ein praktisches Beispiel: Die Aufgabe ist, ein Leckerli aus einem darüber stehenden Kübel zu befreien.

Der Hund kann nun

- bereits die Erfahrung gemacht haben, dass er an das Fressen gelangt, wenn er den Kübel umwirft.
- zusehen, wie ein anderer Hund (oder Mensch) hinläuft, den Kübel anhebt, an das Leckerli gelangt und es verspeist.
- selbst hinlaufen, den Kübel anbellen (nichts tut sich), mit der Pfoten auf den Kübel schlagen (nichts tut sich), den Kübel mit der Pfote oder Nase seitlich umwerfen und dann seinen Erfolg sowie das Leckerli genießen.

Interessant: Hunde geben schneller auf als Wölfe, wenn ein Problem nicht lösbar scheint. Sie orientieren sich sehr stark an einem anwesenden Menschen und erhoffen sich von diesem Tipps wie zum Beispiel Zeigegesten. Häufig fordern sie ihren Menschen durch Bellen oder Pföteln auf, bei der Lösung des Problems gefälligst behilflich zu sein.

Hunde lieben es, zu kooperieren und gemeinsam mit ihrem Menschen nach Problemlösungen zu suchen. Das setzt bei Mensch und Tier Glücksbotenstoffe frei und hinterlässt das Gefühl, gemeinsam etwas geschafft zu haben. Sollte Ihr Vierbeiner einmal nicht mehr weiter wissen und Sie verständnislos anblicken, helfen Sie ihm. Es ist noch kein Meister vom Himmel gefallen und zu zweit macht das Spiel ja sowieso mehr Spaß.

Studien zeigen, dass Hunde eher bereit sind, ein Spielobjekt dem Menschen als anderen Hunden zu überlassen.

Was beim Spiel beachtet werden muss

- Nur im entspannten Umfeld.
- Ziel sollte Entspannung sein und nicht Erfolg.
- Hund und Mensch sollten von sich aus Lust dazu haben.
- Spiel sollte nicht zu Routine und Gewöhnung werden, sondern interessant bleiben.
- Hund und Halter sollten öfter die Rollen tauschen.
- Spiel kann jederzeit beendet werden.
- Die Beschäftigung basiert auf dem Vertrauensverhältnis beider Partner.

Wir stellen Ihnen nun drei Denkspiele vor, die Ihren Hund zu einem wahren Schlaumeier machen werden.

Drei Denkspiele

Spiel 1: Roll den Ball

Hunde sind individuell verschieden. Manchen präsentieren wir einen Ball und sie stürzen sich sofort mit den Pfoten darauf, stupsen ihn mit der Nase an und rollen ihn vor sich her. Andere setzen sich ganz verdutzt hin und blicken ihren Besitzer hilflos an.

Haben Sie vor, Ihren Liebling einen (Futter-)Ball rollen zu lassen, gehen Sie am besten so vor: Den Ball in Ruhe vor dem sitzenden oder liegenden Hund ablegen und zuwarten. Sobald Ihr Hund sich dem runden Ding nähert und es vielleicht sogar mit der Nase berührt, loben Sie ihn. Wichtig ist, dass er bei Berührung sofort bestätigt wird. Entweder erfolgt die leckere Belohnung aus Ihrer Hand oder fällt automatisch aus dem Futterball, sobald Ihr Hund das Teil weitergerollt hat. Für den Anfang, und um Ihren Hund nicht zu frustrieren, empfiehlt es sich, den Vierbeiner aus der Hand zu belohnen. Später bekommt er nur noch für das Rollen, und nicht mehr für das Stupsen, Aufmerksamkeit.

Die meisten Tennisbälle auf einmal konnte die Golden-Retriever-Dame Angie aus Dallas (Texas, USA) im Jahr 2003 halten: Fünf Stück fanden in ihrem Maul Platz.

Spiel 2: Wo ist das Leckerli?

Verstecken Sie ein intensiv riechendes Leckerli unter einem leichten Becher oder einer Papierrolle. Sobald der Vierbeiner Interesse zeigt oder wenn er sogar schon von Beginn an den Becher anstupst, sprechen Sie ein Lob aus, nehmen den Becher hoch und lassen Ihren Hund fressen. Hat er begriffen, dass es um die Berührung des Bechers geht, stellen Sie einen zweiten (andersfarbigen) Becher dazu. Wichtig ist, dass der zweite Becher ansonsten genauso aussieht wie der erste, und keine andere Form oder Konsistenz aufweist. Für den Anfang platzieren Sie die beiden Becher in deutlichem Abstand (es sollte mindestens ein Meter dazwischen sein). Geht Ihr Hund zu dem richtigen Becher und stupst diesen an, folgt unmittelbares Lob, das Anheben des Bechers und Fressen des Leckerlis. Mit der Zeit stellen Sie die Becher näher aneinander, tauschen die Positionen immer wieder mal aus und nehmen mehr und mehr andere Becher hinzu.

Spiel 3: Wurstfischen

Wickeln Sie ein Stück Wurst in ein Handtuch ein und schieben Sie es unter das Sofa oder das Bett. Lassen Sie dabei ein kleines Stück des Handtuchs hervorblitzen. Wenn Ihr Hund versteht, dass er am Stoffteil ziehen muss, um an das leckere Futter zu kommen, wird er es auch tun und sich an der Belohnung erfreuen.

Drei Spaßspiele

Folgend drei Spaßspiele, die Ihr Vierbeiner lieben und freudig bewedeln wird.

Spiel 1: Flaschendrehen

Sie nehmen eine leere Plastikflasche ohne Verschluss und machen zwei kleine, gegenüberliegende Löcher in der Mitte der Flasche. Danach stecken Sie ein Stäbchen (etwa Essstäbchen vom letzten Besuch im Asia-Restaurant) hindurch. Als Nächstes platzieren Sie ein kleines Leckerli in dem Plastikgefäß, das nicht zu groß sein darf, damit es leicht hinausrollen kann. Dann halten Sie die Flasche mit dem offenen Verschluss nach oben und an den Stäbchen fest und los geht's! Ihr Hund wird nun durch Stupsen mit der Nase oder Pföteln versuchen, an den heiß begehrten Snack heranzukommen, was ihm gelingt, sobald sich die Flasche nach unten dreht und das Leckerli zu Boden fällt. Seien Sie ruhig kreativ beim Ausbauen dieser Übung. Beispielsweise können Sie die Flaschenöffnung mit einem kleinen Tuch verschließen, sodass Ihr Vierbeiner zuerst das Tuch herausziehen muss, um an das Leckerli zu kommen. Ein paar Flaschen nebeneinander an einer Schnur aufgefädelt, machen dieses Spiel noch spannender. Sobald Ihr Hund den Dreh raus hat, können Sie auch mehrere Flaschen hintereinander auf einen größeren Stab stecken.

Spiel 2: Überraschungsbox

Stopfen Sie Zeitungspapier in leere Eierkartons, dazwischen werden ein paar Leckereien platziert. Der Hund darf nun, sobald Sie ihm diese geben, die Packung aufreißen und nach den kleinen Geschenken suchen. Selbiges funktioniert ebenso gut in einem alten Schuhkarton oder einer größeren Kiste, gefüllt mit zerknülltem Zeitungspapier, abgewaschenen Weinkorken, leeren Klopapierrollen etc. Dieses Spiel ist nicht nur für den Vierbeiner, sondern auch für die zusehenden Menschen sehr unterhaltsam – leider verursacht man damit manchmal eine ziemliche Papier-Sauerei, doch die ist üblicherweise rasch wieder beseitigt.

Spiel 3: Geruchsunterscheidung

Machen Sie Ihrem Liebling einen Geruch schmackhaft. Nehmen Sie das Glas in die Hand und halten Sie es in seine Richtung. Aber bitte nicht damit herumfuchteln oder dem Hund gar gegen die Nase drücken. Belohnen Sie jedes Mal, wenn Ihr Hund Interesse am Geruch zeigt und daran schnuppert (und damit meine ich nur schnuppern, nicht anstarren, knabbern, lecken).

Nun gehen Sie ein paar Schritte weiter weg. Folgt der Hund mit der Nase am Glas und – hurra! Er hat verstanden, worum es geht. Nämlich darum, zu riechen! Steigern Sie die Schwierigkeiten; halten Sie das Glas in unterschiedliche Höhen, Entfernungen etc. Wenn dies zuverlässig (mindestens vier von fünf Mal) funktioniert, stellen Sie das Glas auf den Boden.

Wichtig: Sollte Ihr Hund sich bei einer Steigerung schwer tun, gehen Sie bitte wieder einen Trainingsschritt zurück!

Ihr Hund hat nun gelernt, dem Geruch nachzugehen. Nun ist es an der Zeit, diesen auch zu benennen. Immer wenn Ihr Liebling an dem Behälter schnuppert, geben Sie das Signal (beispielsweise „Karotte"). Dies wiederholen Sie in etwa fünfmal.

Jetzt geht es darum, den Geruch auch anzuzeigen. Präsentieren Sie erneut das Glas und sagen das Suchsignal („Karotte"). Ihr Hund geht hin, schnüffelt, und in dem Moment kommt von Ihnen das gewünschte Signal („Sitz", „Platz", „Gib Laut", ...). Ihr Hund führt dieses aus und wird sofort mit einer Leckerei belohnt. Dies wiederholen Sie mehrere Male und legen danach eine längere Pause ein.

Nach einer Ruhephase hat der Hund die Chance, Gelerntes zu zeigen. Stellen Sie das Glas auf den Boden und warten was passiert. Geht Ihr Hund sogleich hin, schnuppert und setzt sich (wenn „Sitz" Ihr Signal war) – BRAVO! Es folgt eine Belohnung für den Liebling und große Freude beim Frauchen oder Herrchen. Falls dies noch nicht auf Anhieb funktioniert, helfen Sie Ihrem Liebling und geben ihm wieder das betreffende Signal, sobald er am Glas schnüffelt.

Üben Sie immer wieder, bis es mindestens vier von fünf Mal funktioniert.

Nun stellen Sie ein anderes, leeres Glas dazu auf. Ziel ist, dass Ihr Hund hingeht, an beiden schnuppert, und sich vor das Glas mit dem Inhalt setzt. Sollte das sofort klappen, ist Ihr Vierbeiner eine Intelligenz„bestie"! In der Regel sind die Hunde jedoch anfänglich etwas verwirrt und setzen sich vor das falsche Glas. Sollte dies vorkommen, sagen Sie nichts, bitte auf gar keinen Fall „Pfui", „Aus", „Doofi" oder dergleichen – das verwirrt und senkt die Motivation – und ignorieren das Verhalten, bis er vor dem richtigen Glas sitzt. Wiederholen Sie diesen Schritt, bis es reibungslos funktioniert.

Danach können Sie variieren. Noch mehr leere Gläser hinzunehmen, die Entfernungen verändern, andere Geruchsstoffe verwenden etc. Besonders geübte Nasen können sogar den richtigen Inhalt unter vielen anderen gefüllten Behältern anzeigen. Dies setzt allerdings voraus, dass zuvor jeder einzelne Stoff eintrainiert wurde.

Während der Mensch circa 7.000 Geruchsrezeptoren besitzt, verfügt der Hund über um die 300.000, je nach Rasse und Größe. Zudem riechen Hunde bipolar und sind daher in der Lage, durch jedes Nasenloch einen anderen Geruch aufzunehmen. Ein geübter Vierbeiner kann zwei ausgelegte Sandkörner aufspüren, und das auf einem 500 Meter langen und 50 Meter breiten Sandstrand. Diese erstaunliche Leistung zeigt, dass Hunde wahre Nasenprofis sind.

Ein tolles Extra von Riechspielen ist, dass sie vollste Konzentration von Ihrem Liebling erfordern und daher im Gehirn kein Platz bleibt für Angst oder Stress.

Hundemagie

Lust darauf andere Menschen zu verwirren?

Der „Kluge Hans" war ein Pferd, das um 1900 gelebt hat. Es konnte angeblich rechnen und zählen und wurde zu seiner Zeit gemeinsam mit seinem Besitzer, dem Mathematiker Wilhelm von Osten, zu einem Star. Der Mann stellte Rechenaufgaben und Hans klopfte die Lösung mit seinen Hufen vor. Bald entpuppte sich diese unglaublich Denkleistung allerdings als Trick und verhalf der Tierpsychologie so zu einer wahren Sensation. Wilhelm von Osten gab Hans – mittels einer für den Menschen kaum merkbare Körpersprache und Mimik – die Lösung vor, beziehungsweise spannten sich seine Gesichtszüge so lange an, wie es noch zu klopfen galt.

Es wird nun nicht überraschen, dass Hunde genauso auf jede kleinste Muskelanspannung reagieren. Sie können so zum Bespiel eintrainieren, wann der Hund an Ihre rechte oder linke Seite kommen soll. Zuseher werden über die Leistung Ihres Hundes, an die „nur von Ihnen gedachte" Seite zu kommen, wahrlich begeistert sein.

Und so geht's:

- Gewicht auf die rechte Seite verlagern, wie bei einem kleinen Ausfallschritt, Knie leicht anwinkeln.
- Belohnen Sie Ihren Hund mit einem Leckerli aus der rechten Hand, wenn er diesem Ausfallschritt folgt und an Ihre rechte Seite kommt.
- Das Gleiche nun abwechselnd links und rechts, ruhig auch zweimal rechts, dann dreimal links und so weiter, damit der Hund sich nicht an die Abfolge gewöhnt.
- Nach und nach machen Sie nun den Ausfallschritt kleiner, bis zu guter Letzt nur noch der Oberschenkelmuskel angespannt wird.

Ernährung

Zusammen rund? Na und?

Wenn Sie gerne ein paar Kilos mehr auf den Rippen und im Rahmen einer ansonsten vernünftigen Lebensweise kein erhebliches Übergewicht haben, ist das natürlich in Ordnung. Aber Ihr Hund kann es sich nicht aussuchen und dagegen wehren, wenn Sie ihn ungesund ernähren oder überfüttern. Natürlich dürfen Sie Ihren Liebling kulinarisch verwöhnen, frei nach dem Motto „Man gönnt sich ja sonst nichts“, aber bitte nicht mit den meist viel zu stark gewürzten oder zuckerhaltigen Resten Ihres Mittagsessens, einer zu großen Menge an Leckerlis oder für den Vierbeiner unbekömmlichen beziehungsweise schlecht verdaulichen Nahrungsmitteln. Genau wie beim Menschen passiert es auch bei den Tieren sehr rasch, dass das falsche Essverhalten und damit das Gewicht außer Kontrolle geraten. Und dann heißt es „Das dichte Fell trägt auf!“ oder „Wenn er so herzig schaut, kann ich ihm nichts abschlagen.“

Selbst wenn Sie es vielleicht niedlich finden, dass Ihr längst erwachsener Hund immer noch den Babyspeck mit sich herumschleppt, und Sie keinen Handlungsbedarf sehen, obwohl das Pummelchen beim Treppensteigen keucht wie ein asthmatischer Waschbär, vergessen Sie eines nicht: Mit dieser Einstellung verkürzen Sie mit ziemlicher Sicherheit das Leben Ihres Lieblings. Oder Sie fördern zumindest die Entstehung ernsthafter Krankheiten wie Diabetes, Herz-Rhythmusstörungen und Krebs sowie unangenehme Leiden wie Gelenkschmerzen, Inkontinenz und Allergien.

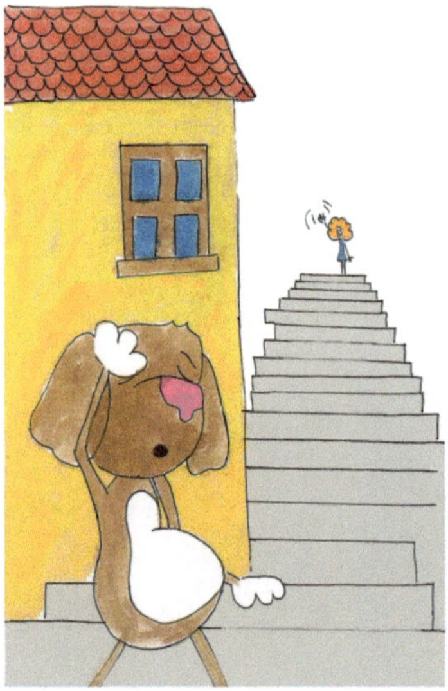

Der Vollständigkeit halber sei erwähnt, obwohl dieser Umstand in unseren Breiten eher selten auftritt, dass auch Untergewicht Ihrem Liebling schadet.

Als verantwortungsvoller Hundehalter sollten Sie also sowohl auf eine gesunde Ernährung wie auf das Gewicht Ihres Vierbeiners achten und dieses regelmäßig kontrollieren. Ob Sie ihn dabei mit hochwertigem Nass- oder Trockenfutter, oder B.A.R.F. (Biologisch Artgerechtes Rohes Futter) ernähren, bleibt Ihnen selbst überlassen. Im Zweifelsfall besprechen Sie die Möglichkeiten mit Ihrem Tierarzt.

Im Normalfall nehmen Vierbeiner vor allem am Bauch, im Bereich des Brustkorbs und der Lendenwirbelsäule zu. Und auch wenn ein Hund keine Modelmaße vorweisen muss, sollte er doch gewissen Richtlinien entsprechen, damit er aktiv, beschwerdefrei und damit glücklich an Ihrer Seite alt werden kann.

In Österreich leiden rund 37 Prozent und in Deutschland etwa 35 Prozent aller Hunde unter Übergewicht. Somit sind bei einer Gesamtpopulation von 650.000 (gemeldeten) Hunden rund 240.500 Vierbeiner betroffen. Doch nur etwas über die Hälfte der Hundehalter unternimmt nach einer eindringlichen Warnung vom Tierarzt etwas gegen das Problem und setzt ihren Hund auf Diät.

Der Seh-Greif-Test als Doggi Mass Index

Neben der regelmäßigen Gewichtskontrolle beim Tierarzt, können Sie regelmäßig den Seh-Greif-Test bei Ihrem Hund durchführen – oder, wie der Experte sagt, den BCS (Body Condition Score) bestimmen.

Folgende Kriterien sind dabei ausschlaggebend, beziehungsweise daran erkennen Sie, ob Ihr Hund im Idealgewichtsbereich liegt (hat Ihr Liebling buschiges Fell, erfolgt die optische Begutachtung am besten im nassen Zustand):

- BCS 1 (zu dünn/untergewichtig): schon von der Ferne erkennbare stark hervorstehende Rippen und Hüftknochen, eingefallene Taille.
- BCS 2 (dünn/leicht untergewichtig): deutlich zu sehende Rippenbögen und Hüftknochen, keine Fettabdeckung, eingeengte Taille.
- BCS 3 (normal/idealgewichtig): mit leichtem Händedruck tastbare Rippen, die aber nicht sichtbar sind, geringe Fettabdeckung, Taille gut erkennbar.
- BCS 4 (mollig/leicht übergewichtig): Rippen nur durch stärkeren Händedruck tastbar, Taille nicht mehr erkennbar, Fettfalten im Nacken und am Rutenansatz.
- BCS 5 (fettleibig/stark übergewichtig): Rippen unter deutlich zu sehender Fettschicht kaum mehr tastbar, massiver Fettnacken, deutlicher Hängebauch.

Wenn der Ernährungszustand Ihres Hundes BCS 2 oder 4 entspricht, sollte weiter genau beobachtet und sanft gegengesteuert werden. Gefahr im Verzug besteht allerdings bei BCS 1 und BCS 5, in diesen Fällen suchen Sie bitte umgehend den Tierarzt auf, der Ihnen bei der Gewichtsoptimierung Ihres Lieblings, also beim Ab- oder Zunehmen, helfen wird.

Gewichtstabelle – von Mini zu Giant

Zusätzlich können Sie natürlich das Gewicht Ihres Vierbeiners bestimmen, was bei einem kleinen Hund kein Problem darstellt – Sie nehmen ihn einfach auf den Arm und ziehen Ihre Kiloanzahl von der auf dem Display der Waage erscheinenden ab. Allerdings könnte es sich als schwierig herausstellen, eine Dogge auf die heimische Menschenwaage zu bugsieren – für solche Kaliber gibt es die „Kälberwaage“ beim Tierarzt.

- Mini – Schulterhöhe 20 bis 40 Zentimeter:
  - Chihuahua, Dackel, Pekinese, Rehrattler, Yorkshire Terrier, Zwergspitz, ...

Schulterhöhe 20 bis 25 Zentimeter, Gewicht bis drei Kilo

- Jack Russel Terrier, Kleinspitz, Mops, Zwergpinscher, Zwergpudel, …
  Schulterhöhe 28 bis 35 Zentimeter, Gewicht bis sieben Kilo

Mit einer Schulterhöhe von 9,65 Zentimetern ist Miracle Milly, ein Chihuahua aus Puerto Rico, seit dem Jahr 2013 offiziell der kleinste Hund der Welt.

- Beagle, Border Terrier, Fox Terrier, Spaniel, Zwergschnauzer, …
  Schulterhöhe 35 bis 40 Zentimeter, Gewicht bis 15 Kilo

– Medium – Schulterhöhe 40 bis 55 Zentimeter:
  - Australien Shepherd, Englische Bulldogge, Irish Terrier, Pudel, Stafford Bullterrier, …
    Schulterhöhe 40 bis 50 Zentimeter, Gewicht bis 25 Kilo
  - Amerikanischer Pitbull Terrier, Dalmatiner, kleiner Münsterländer, Whippet, Wolfsspitz, …
    Schulterhöhe 50 bis 55 Zentimeter, Gewicht bis 30 Kilo

Dalmatinern kam im viktorianischen England die Aufgabe zu, die Kutschen Adeliger zu begleiten. Doch auch andere Rassen hatten einst verschiedenste Jobs zu erledigen: Dackel wurden zum Aufspüren von Füchsen in ihrem Bau eingesetzt, Labradore zum Einholen von Fischnetzen, Neufundländer zum Retten betrunkener Seeleute, die vom Boot ins Wasser gefallen waren, und Pudel zur Wasserjagd. Yorkshire Terrier galten als Mäuse- und Rattenvernichter, Dobermänner als „Gendarmenhunde", Chihuahuas als Opferhunde toltekischer Priester, Doggen als „Kammerhunde" (Begleithunde von Herrschern) und Möpse als chinesische Adelshunde, die nur der Kaiser berühren durfte.

– Maxi – Schulterhöhe 55 bis 70 Zentimeter
  - Berner Sennenhund, Collie, Deutscher Schäferhund, Golden Retriever, großer Münsterländer, Husky, Irish

Setter, Labrador, Magyar Vizsla, Rhodesian Ridgeback, Riesenschnauzer, Rottweiler, Weimaraner, ...
Gewicht je nach Körperbau bis 45 Kilo

- Giant – Schulterhöhe über 70 Zentimeter
  - Afghane, Akita, Deutsche Dogge, Dobermann, Irish Wolfhound, Leonberger, Mastiff, Neufundländer, ...
    Gewicht je nach Körperbau bis zu 85 Kilo

George, eine Deutsche Dogge in den USA, hält mit einer Schulterhöhe von 1,09 Metern den Weltrekord als größter Hund. Der schwerste Hund aller Zeiten war mit einem Kampfgewicht von 155,58 Kilogramm der Englische Mastiff Aicama Zorba La-Susa, der in London lebte.

Ursachenforschung und Lösungswege

Zuerst einmal gilt es herauszufinden, warum Ihr Hund an Übergewicht leidet: Liegt seitens der Eltern, falls bekannt, eine genetische Veranlagung vor, der Sie entgegenwirken können? Bekommt er zu viele Leckerlis von Ihnen? Geben Sie ihm zu viel oder das falsche Futter? Bewegt er sich zu wenig beziehungsweise ermöglichen Sie ihm nicht genug Auslauf? Ist die Ernährung an seinen Hormonstatus angepasst (es heißt, bei kastrierten Tieren schlägt alles viel schneller an)? Liegt eine Stoffwechselerkrankung wie die Störung der Schilddrüsenfunktion oder ein anderes Gesundheitsproblem vor? Bei Unklarheiten suchen Sie bitte Ihren Tierarzt auf und fragen Sie um Rat.

Doch woran immer es liegen mag: Ist Ihr Hund zu dick, müssen Sie handeln! Der erste Schritt ist, sobald gesundheitliche Probleme ausgeschlossen wurden, die Futtermenge ein wenig zu reduzieren, die Leckerli-Zufuhr auf ein Mindestmaß zu beschränken und mehr Bewegung mit dem Vierbeiner zu machen. In weiterer Folge kann, nach Rücksprache mit dem Veterinärmediziner Ihres Vertrauens, auch Diätfutter beziehungsweise kalorienreduzierte Nahrung verabreicht werden. Sinnvoll und hilfreich ist dabei die Erstellung eines Ernährungsplans, bei dem auf die individuellen Gewohnheiten und Bedürfnisse des Hundes Rücksicht genommen wird.

Neben jenen Hundehaltern, die ihren Hund überfüttern, gibt es auch jene, die von der panischen Angst geplagt sind, ihr Liebling könnte zu dick werden. Häufig ist das bei sehr selbstdisziplinierten Menschen zu beobachten, die sich selbst keinerlei Ausnahme-Genüsse gönnen (oder bei jenen, die selbst gerne schmausen, dabei zu sich selbst inkonsequent sind und diesen Mangel an Ehrgeiz beim Tier ausgleichen). Akribisch wird jede Zunahme notiert, begleitet von tiefen Seufzern und verständnislosem Kopfschütteln, und sofort eine Gegenstrategie entwickelt, um dem zugenommenen Kilo so rasch als möglich wieder den Garaus zu machen. Und dann bekommt der arme Vierbeiner kein einziges Leckerli mehr, obwohl er so brav ist, weil man eine Verschlechterung der Gewichtssituation befürchtet. Das ist natürlich Unsinn, denn erstens kann man auch kleine Leckereien verabreichen, zweitens die Futterration dementsprechend reduzieren oder drittens die vermehrten Kalorien danach wieder abtrainieren. Bei dem Bestreben, einen Hund mit grammgenauem Idealgewicht und figürlichen Modellmaßen zu besitzen, selbst wenn der von der Veranlagung ein klein wenig fester gebaut wäre und für die Ambition seines Halters hungern muss, handelt es sich um falschen Ehrgeiz und grenzt an Quälerei. Magere Hunde sind schlecht gelaunte, zickige Hunde!

Und wie beim Menschen gilt auch beim Hund: Kleine Rundungen schaden bestimmt nicht, wenn das Tier ohne Beeinträchtigung aktiv ist, auch noch im höheren Alter, und Zufriedenheit ausstrahlt.

Während der Mensch über zwei „Sensoren" verfügt, die ihm melden „Ich bin satt!" – einerseits misst eine bestimmte Anzahl von Rezeptoren in der Magenwand den Füllgrad, andererseits eine „Messstation" im Gehirn den Nährstoffgehalt im Blut – besitzen Hunde nur letzteres Kontrollorgan. Somit ist es völlig unerheblich, wie viel Masse sich in seinem Magen befindet, satt ist der Vierbeiner erst, wenn das Gehirn meldet: „Genug Nährstoffe im Organismus angekommen!" Das bedeutet: Qualitativ hochwertiges Futter beugt einer Gewichtszunahme vor, während minderwertiges Fressen diese begünstigt.

Es kann allerdings vorkommen, dass ein Vierbeiner zu dünn ist und trotz ausreichender Nahrungszufuhr nicht zunimmt. In diesem Fall könnte der Hund beispielsweise an Parasitenbefall oder im schlimmsten Fall an einem Tumor leiden. Ist das Tier organisch gesund, wird die Zufuhr von hochenergetischem, also fettreichem, Futter empfohlen, damit es ein wenig an Gewicht zulegt.

Gemeinsam schlemmen

Sowohl als schlampig essender Single und gestresster Workaholic, als auch als Familienkoch, der sich mit den unterschiedlichsten geschmacklichen Vorlieben und Abneigungen herumschlagen und alles unter einen Hut bringen muss, will man nicht auch noch die Nahrung für den Hund selbst zubereiten. Dabei kann es so einfach sein, wenn man seinen Vierbeiner einfach in die Planung integriert und ihm dasselbe, in leicht abgewandelter Form, auftischt – oder einen Teil von der Mahlzeit überlässt, beispielsweise das Fleisch aus der Hühner- oder Rindsuppe.

So können auch Sie mit Ihrem Liebling abends bei Kerzenschein zu zweit das Abendessen genießen.

Oder Ihr Hund schmaust im Kreise der ganzen Familie unter dem Tisch eine Variation der Speise, die sich auf den Tellern von Frauchen, Herrchen und Kinderchen befindet. Und servieren Sie ihm ruhig einmal einen Cocktail (natürlich alkoholfrei), wenn auch Sie sich einen genehmigen (mehr dazu später).

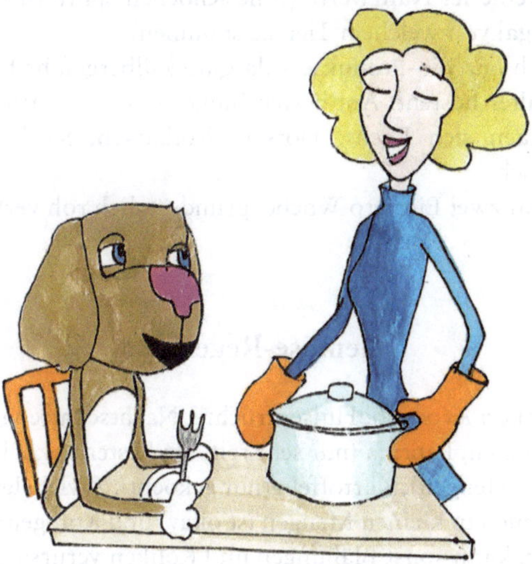

Hunde verfügen über nur ein Sechstel der Geschmacksknospen des Menschen und nehmen Geschmacksunterschiede daher viel weniger differenziert wahr.

Die Grundregeln

Fleisch/Fisch-Regel:

- Beim Fleisch alles außer Schwein – weil es das für Menschen unbedenkliche, aber für Hunde tödlichen Aujeszky-Virus in sich tragen. Wobei die infektiösen Partikel kein Problem darstellen sollten, wenn das Fleisch gut gekocht wird – aber sicher ist sicher.
- Niemals gekochte, gegrillte oder gebratene Knochen (also auch nicht vom knusprigen Brathähnchen, weil es sich doch anbieten würde …) – sie sind zu hart, können splittern und besitzen keinerlei Nährwerte (rohe Knochen splittern hingegen nicht, egal von welchem Tier sie stammen).
- Bei Fisch nur Bio-Produkte – da Quecksilbergefahr für Hund und Halter besteht. Am besten immer frisch verfüttern. Sehr gut eignen sich Lachs, Dorsch, Rotbarsch, Sardellen und Schellfisch.
- Maximal zwei Eier pro Woche, grundsätzlich roh verfüttern.

Gemüse-Regel:

- Alles außer: Avocado, Hülsenfrüchte, Nachtschattengewächse wie Tomaten, Paprika (nur sehr reif, am besten gekocht und in geringen Mengen), Kartoffeln (nur gekocht), Zwiebelgewächse (Knoblauch in kleinen Mengen ist okay) und Kohlgemüse (nur gekocht, kann sonst Blähungen und Koliken verursachen).

- Gemüse sollte man dem Hund besser geraspelt oder püriert servieren, weil er keine pflanzlichen Zellen aufspalten kann, weshalb diese zuvor manuell „zerstört“ werden sollten.

Obst-Regel:

- Alle Obstsorten nur sehr reif (Vorsicht vor Schimmel!),
- außer: Weintrauben (und Rosinen), Zitrusfrüchte (nur in ganz geringen Mengen), Holunderbeeren, Quitten, Kapstachelbeeren und Karambole.

Getreide-Regel:

- Getreide kann, muss aber nicht gefüttert werden.
- Am besten eignen sich glutenfreie Sorten wie Hirse, Quinoa oder Buchweizen, die ausschließlich gekocht verfüttert werden.

Pfoten weg!

Zu den bereits genannten Produkten existieren noch einige weitere Lebensmittel, die Ihr Hund nicht anrühren und der Mensch (in den meisten Fällen) nur in Maßen genießen sollte:

- Alkohol: Schon bei geringen Mengen kann Ihr Lieblings ins Koma fallen.
- Birkenzucker (Xylit): Zucker generell sollte vermieden werden, Birkenzucker jedoch ist hochgiftig für Vierbeiner und schon in kleinsten Dosen tödlich!
- Butter: Das Fett schlägt Hunden auf den Magen.

- Erdnüsse: Bei empfindlichen Zeitgenossen können Erdnüsse Epilepsie auslösen (gesunde Alternative: reife Walnüsse, gerieben, damit sie besser verwertet werden können).
- Gewürze: Salz, Pfeffer und Co. sind nichts für Vierbeiner (zu den Ausnahmen später).
- Katzenfutter: Im Essen für Samtpfötchen stecken auf Dauer zu viel Eiweiß und zu wenig Kohlenhydrate.
- Kuhmilch: Der Milchzucker ist für Hunde unverträglich. (Milchprodukte wie Joghurt, Topfen beziehungsweise Quark oder Hüttenkäse stellen hingegen in den meisten Fällen kein Problem dar.) Außerdem wird mit dem Verabreichen von Kuhmilch, beispielsweise bei der Aufzucht von Welpen, der Grundstein für spätere Allergien gelegt.
- Macadamia-Nüsse: Giftig für Vierbeiner!
- Radieschen: Führen bei Verzehr zu starken Blähungen.
- Schokolade: Enthält das böse Toxin Theobromin und wirkt in größeren Dosen sogar tödlich.
- Zwiebeln: Kann zu Vergiftungserscheinungen führen!

Wölfe fressen in freier Natur zu etwa 96 Prozent Tiere (mit Haut und Haaren), die sie jagen oder in selteneren Fällen als Aas zu sich nehmen, zusätzlich allerdings bestimmte Kräuter und Wildpflanzen. Sie verzehren täglich etwa 10 Prozent vom eigenen Körpergewicht. Das Fell der Beute reinigt Magen und Darm des Wolfes, Schmutz und Parasiten bleiben an den Haaren hängen und werden auf natürliche Weise wieder ausgeschieden.

„Liebling, heute gibt es Fisch!" – Rezepte für Hund und Halter

Generell gilt: Der Hund bekommt alles ganz leicht gesalzen, ansonsten aber ungewürzt (zu den Ausnahmen siehe unten) und ungezuckert (Sie können allerdings Honig verwenden oder den Geschmack mit der Süße aus Früchten verbessern).

Mythos Salz: Es ist ein weitverbreiteter Irrtum, dass Hunde kein Salz vertragen und daher auch niemals, niemals „Menschenessen" zu sich nehmen dürfen. Tatsächlich benötigen auch Vierbeiner geringe Mengen an Kochsalz (Ausnahme: nierenkranke Vierbeiner) zur Produktion von Salzsäure im Magen und zur Aufrechterhaltung der Nervenfunktion. Hunde, die mit rohem Fleisch gefüttert werden, holen sich ihre Ration aus dem frischen Blut, doch gekochtes Futter sollte unbedingt leicht gesalzen werden. Die befürchtete „Salzvergiftung" tritt nur dann auf, wenn bei Verzehr nicht genügend Wasser zur Verfügung steht. Überschüsse scheidet der Körper ansonsten mit dem Kot aus.

Folgend ein paar Anregungen für den gemeinsamen Genuss:

- Leberknödelsuppe:
  - *Mensch:* Suppe mit Rindfleisch und Suppengemüse zubereiten (beides gekocht und kleingeschnitten ist eine Extramahlzeit für den Hund), salzen und mit Petersilie verfeinern. Knödel aus Vollkornbrotwürfel, Hühnerleber, Couscous, Vollkornmehl und einem Eigelb zu einer Masse verarbeiten, würzen, zu kleinen Kugeln formen und fünf Minuten lang in der Suppe mitkochen, danach sofort servieren.
  - *Hund:* Zubereitung ohne Gewürze, Suppe mit Fenchelkörnern bestreut servieren.
- Rote-Bete-Carpaccio (vegetarisch):
  - *Mensch:* Eine Rote-Bete-Knolle kochen und schälen, in hauchdünne Scheiben schneiden und auf dem Teller verteilen. Gebräunte Sonnenblumenkerne, Rucola und Fetakäse darauf verteilen, mit einer Marinade aus Balsamico-Essig, Olivenöl, Salz und Pfeffer beträufeln, mit Parmesanblättchen bestreuen und sofort servieren.
  - *Hund:* ohne Balsamico-Essig und Gewürze servieren.

- Dorschfilet mit Petersilienkartoffeln:
  - *Mensch:* Dorschfilet würzen und abgedeckt im Rohr glasig dünsten. Kartoffeln kochen, schälen, in zerlaufener Butter und gehackter Petersilie schwenken und salzen. Gemeinsam servieren.
  - *Hund:* Dorschfilet abgedeckt im Rohr glasig dünsten. Kartoffeln kochen, schälen und in gehackter Petersilie schwenken. Gemeinsam servieren.
- Sushi:
  - *Mensch:* Das japanische Gericht wie gewohnt zubereiten – oder liefern lassen, wenn es einmal schnell gehen soll beziehungsweise man keine Lust hat, zu kochen – und mit Soja-Soße servieren.
  - *Hund:* ohne Soja-Soße servieren.
- Gemüsereis (vegan):
  - *Mensch:* Karotten, Zucchini und Brokkoli mit Zwiebel anbraten, mit wenig Gemüsesuppe beziehungsweise -brühe aufgießen, köcheln lassen bis das Gemüse weich ist, kräftig würzen und mit gekochtem Reis (noch gesünder ist Quinoa) servieren.
  - *Hund:* Gemüse ohne Zwiebel anbraten und ungewürzt servieren.
- Haschee-Hörnchen:
  - *Mensch:* Gemischtes Hack mit Zwiebel knusprig braten, kräftig würzen und mit gekochten Nudeln servieren.
  - *Hund:* Rinderhack ohne Zwiebel knusprig braten und mit gekochten Nudeln servieren.
- Tiroler Wurstnudeln:
  - *Mensch:* Würfelig geschnittenen Speck anbraten, Zwiebel dazugeben und ein paar Minuten später Fleischwurst sowie gekochte Nudeln unterheben. Kräftig würzen und servieren.
  - *Hund:* Magere Schinkenwürfel anbraten, Fleischwurst sowie gekochte Nudeln unterheben und servieren.
- Fleischlaibchen (Fleischpflanzeln, Fleischküchle, Frikadellen oder Buletten) mit Kartoffelstampf:
  - *Mensch:* Aus Toastbrot, Ei, Knoblauchzehen, Petersilie, gemischtem Hack und etwas Senf eine Masse zuberei-

ten, würzen, Laibchen formen, in Semmelbrösel wenden und gleichmäßig in Rapsöl braten. Gekochte mehlige Kartoffeln durch Kartoffelpresse in heiße Milch drücken, mit Butter verfeinern, gut verrühren und mit Salz und Pfeffer abschmecken. Gemeinsam servieren.

- *Hund:* Masse ohne Zwiebel, Senf und Gewürze zubereiten und roh oder gebraten zu dem Kartoffelstampf, zubereitet ohne Milch, Butter und Pfeffer, servieren.

Zu einem deftigen Essen gehört ein leckeres Bier, ebenso wie zu einem gemütlichen Abend vor dem Fernseher, wenn ein Fußballspiel läuft – gerne würde man diesen erfrischenden Genuss mit dem Vierbeiner teilen. Aus diesem Grund brauen die Niederländer den beliebten Gerstensaft nun auch für Hunde: das „Kwispel" (kwispeln = mit dem Schwanz wedeln). Es besteht aus mit Malz versetzter Rinderbrühe und diversen Geschmackstoffen. Alkohol und Kohlensäure sind nicht enthalten. Das „Kwispel" sollte lauwarm kredenzt werden, damit sich das Aroma optimal entfalten kann. Wer es seinen Liebling stilecht mit Schaum servieren möchte, gießt etwas vom Bier ab, verschließt die Flasche mit dem Daumen und schüttelt einmal kräftig.

- Rohkostteller:
  - *Mensch:* Karotten, Zucchini, Gurken, Tomaten und Paprika in Streifen schneiden, leicht salzen und mit würzigem Topfen- beziehungsweise Quark-Kräuter-Dip servieren.
  - *Hund:* Gemüse (ohne Tomaten und Paprika) raspeln, mit Topfen beziehungsweise Quark und Kräutern vermischen und zur besseren Verwertung ein paar Tropfen Hanf-, Distel- oder Leinsamenöl hinzufügen. Frisch zubereitet servieren.
- Erdbeer-Topfen(Quark)-Joghurt-Dessert (vegetarisch):
  - *Mensch:* Topfen beziehungsweise Quark mit etwas weniger als derselben Menge Joghurt mit Vanillezucker und pürierten Erdbeeren verrühren. Den Boden eines hohen

Glases mit zerbröselten Keksen oder Schokolade-Minze-Blättchen bedecken, ganze Erdbeeren darauf verteilen und mit der Creme auffüllen. Mit einem Schokolade-Minze-Stick servieren.

- *Hund:* Topfen(Quark)-Joghurt-Erdbeermasse mit wenig Honig süßen und mit zerkleinerten Haferflocken verfeinert servieren.

Mit Powerfutter zum Superdog – kleine Naturheilkunde

Die gegenwärtigen Erdenbürger leben in einer Zeit, die von Stress, Angst und Wut dominiert wird, in der vergiftete Lebensmittel und Gebrauchsgegenständen mit gefährlichen Inhaltsstoffen den Markt überschwemmen, Verschmutzung und Ausbeutung der Umwelt stetig fortschreiten, die Zerstörung des Planeten nicht mehr umkehrbar scheint und ein nicht artgerechter Umgang mit Tieren zum Normalzustand geworden ist. Vor vielen dieser Gegebenheiten können sich die meisten Lebewesen auf der Erde nicht schützen, doch der Mensch ist in der Lage, der Entwicklung in seinem engsten Umfeld mit gezielten Maßnahmen entgegenzuwirken. Und dazu zählt, seinem Körper bewusst so viele qualitativ hochwertige Naturalien wie möglich zuzuführen – und denselben Luxus, denn genau das ist gesunde Ernährung heute, sollte er auch seinem Haustier gönnen.

Unter Stress und anderen Arten von psychischem Druck sowie emotionaler Überforderung können auch Hunde leiden – sie geraten dann ganz leicht in ein Burn-out, wenn ihre Menschen die Symptome nicht als Warnsignal erkennen und etwas gegen den Zustand unternehmen. Bei folgenden Anzeichen sollten Sie einen Tiertherapeuten konsultieren: Nervosität, Gereiztheit, Unruhe, Zittern, Hecheln, Appetitlosigkeit oder Fresssucht, Durchfall, Erbrechen, plötzliches Auftreten von Allergien, Haarausfall, Schuppenbildung, Hypersexualität, Bewegungsstereotypien (wie sie häufig bei Tieren in Gefangenschaft zu beobachten sind), Dauerbellen, schlechte Konzentrationsfähigkeit, erhöhte

Aggressionsbereitschaft und vieles mehr. Was bei Ihrem Hund den Stress oder die Überforderung im Detail auslöst, kann mithilfe des Fachmanns oder der Fachfrau geklärt werden.

Superfood für Mensch und Tier

Obwohl diese gesunden Energielieferanten, in Trendsprache auch „Superfood" genannt, jeden Vierbeiner glücklich machen – denn das Superfood ist zugleich auch ein Happyfood –, sind sie aufgrund ihrer aufbauenden, kräftigenden und vitalisierenden Wirkung besonders wichtig für schwache, kranke und/oder ältere Tiere. Denn schon Hippokrates, der berühmteste Arzt des Altertums um 400 v. Chr., forderte dazu auf: „Lass Nahrung deine Medizin, und Medizin deine Nahrung sein."

Geprägt wurde der Begriff „Superfood" von dem US-amerikanischen Rohkost- und Ernährungsspezialisten David Wolfe, der damit *ursprüngliche, vollwertige Lebensmittel mit einem außergewöhnlich umfangreichen Nährstoffspektrum und einer hohen Konzentration an teils medizinisch wirksamen Inhaltsstoffen* beschrieb.

Superfood kann dabei helfen, die Beschwerden bekannter Krankheiten wie Allergien, Arthritis, Asthma, Arteriosklerose, Bluthochdruck, Depression, Diabetes Typ 1 und 2, Herzrhythmusstörungen, Hypoglykämie, Immunschwäche, Multiple Sklerose und Nervenleiden zu lindern. Sie haben außerdem die Fähigkeit, bereits verloren geglaubte Energien zu aktivieren, Reserven zu mobilisieren und die Lebensfreude zu steigern. Darüber hinaus stärken sie das Immunsystem, reinigen den Organismus und harmonisieren den Säure-Basen-Haushalt.

Alle aufgezählten Funktionen und Wirkungsweisen gelten gleichermaßen für Mensch und Tier – machen Sie also mit Superfood aus Ihnen Superwoman oder Superman und aus Ihrem Vierbeiner Superdog!

- *Acai-Beeren:* Die mineralstoff- und vitaminreiche Frucht aus dem Amazonasgebiet unterstützt den Körper bei der Bildung von Stammzellen, die zur Regeneration des Körpers dienen, hilft bei der Krebsbekämpfung und bei der Senkung des Cholesterinspiegels. Die Beeren sind auch als Pulver erhältlich, das Sie dem Vierbeiner unter das Futter mischen können.

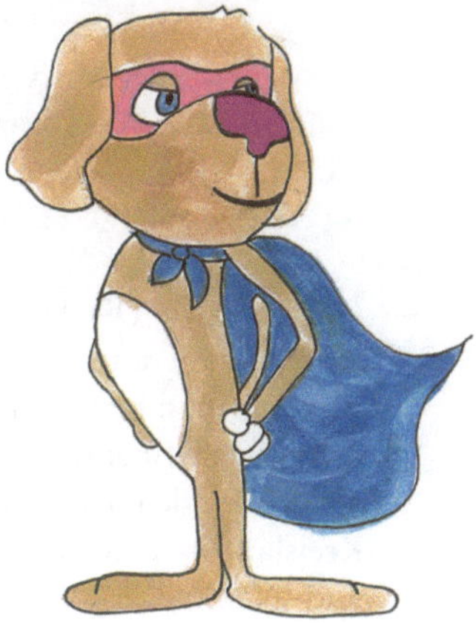

- *Algen (Chlorella und Spirulina):* Chlorella ist extrem reich an Vitaminen, Mineralien, Aminosäuren und essenziellen Fettsäuren, sie unterstützt die Funktion von Gehirn und Leber, verbessert die Verdauung, entgiftet den Körper und wirkt entzündungshemmend. Spirulina enthält die höchste Konzentration von Eiweiß aller bekannten Lebensmittel, kann damit das Blutbild verbessern und Anämie lindern. Mit einer großen Menge an Antioxidantien ist sie außerdem ein Immunsystem-Booster. Beide Algen können Sie dem Hund in Pulverform unter das Futter mischen, für Menschen existieren Kapseln.
- *Aloe Vera:* Die Wüstenlilie wird mit über 400 Mineralstoffen und Vitaminen zur Stärkung des Immunsystems, bei erhöhtem Blutzucker und Cholesterinspiegel sowie zur Darmsanierung eingenommen, beispielsweise in Tropfenform. Äußerlich aufgetragen, kann sie Hautleiden mildern. Bei Hunden, denen man ebenfalls Tropfen verabreicht, ist sie ist außerdem ein beliebtes Mittel zur Fellpflege.
- *Chia-Samen:* Die Power-Samen der Maya sind überdurchschnittlich reich an Antioxidantien, Proteinen, Ballaststoffen, Vitaminen und Mineralstoffen. Sie enthalten außerdem Kalium, Bor, Zink, Folsäure sowie lebenswichtige Aminosäuren. Aufgrund eines blutverdünnenden Effekts senkt der regelmäßige Verzehr unter Umständen das Risiko eines Schlaganfalls oder Herzinfarkts, außerdem können Blutdruck und Cholesterinspiegel positiv beeinflusst werden. Die geschmacksneutralen Samen werden dem Menschen beispielsweise ins Müsli, dem Vierbeiner ins Futter gemischt.

Der gesündeste Pudding der Welt: Chia-Samen mit beispielsweise Mandelmilch vermengen, in den ersten 15 Minuten häufiger umrühren, damit sich keine Klümpchen bilden, danach für zwei Stunden in den Kühlschrank stellen. Bei Bedarf für den besseren Geschmack ein wenig Obstmus beimengen.

- *Goji-Beeren:* Die Früchte des ursprünglich aus dem asiatischen Raum stammenden „Gemeinen Bocksdorn" gelten als Vitalstoffbomben und enthalten zahlreiche Antioxidantien, Vitamine, Mineralien, Spurenelemente und Aminosäuren. Sie verbessern den Säure-Basen-Haushalt, unterstützen das Herz-Kreislauf-System, schützen die Leber, verbessern die Sehkraft und Qualität des Blutes, beruhigen die Verdauung und liefern Anti-Aging-Stoffe, weshalb sie auch als „Jungbrunnen" gelten. Für Hunde existieren die Beeren in Form eines Extrakts. Sie sollen besonders älteren Tieren damit Wohlbefinden und neue Vitalität schenken.
- *Heidelbeeren:* Die blauen Früchte des Heidekrautgewächses, auch Blaubeeren genannt, sind kleine antioxidative Kraftwerke der Natur, welche die Auswirkungen schädlicher freier Radikale vermindern und damit als Anti-Aging-Mittel den oxidativen Stress auf die Körperzellen bekämpfen. Sie unterstützen außerdem eine gesunde Darmtätigkeit, schützen vor Harnwegserkrankungen und dienen der Krebsvorbeugung. Ihrem Hund können Sie die fast geschmacksneutralen Beeren, mit der Gabel zerdrückt, problemlos unter das Futter mischen.
- *Leinsamen (geschrotet):* Die Samen der einjährigen Flachspflanze beinhalten zahlreiche Vitamine und Nährstoffe, ihr hoher Gehalt an Omega-3-Fettsäuren unterstützt die Hirnleistung, wichtige Antioxidantien schützen vor Krankheitserregern und die enthaltenen Ballaststoffe fördern die Verdauung. Sie befreien den Körper außerdem von Giftstoffen und helfen, den Heißhunger zu reduzieren. Die geschmacksneutralen Samen passen ebenfalls hervorragend ins Müsli, dem Hund werden sie unter das Futter gemischt.
- *Moringa:* Die Pflanze aus Indien gilt als ayurvedisches Heilmittel und wird als „Vitalstoffhammer" mit zahlreichen Vitaminen, Mineralien und Spurenelementen bei der

Bekämpfung von Krebs eingesetzt. Darüber hinaus senken die Blätter des Moringa-Baums die Blutfette und den Blutdruck, wirken darüber hinaus entzündungshemmend. Es können auch die Samen der Pflanze verwendet werden, die man dem Hund mit dem Futter verabreicht, Menschen können die Blätter als Öl, Tee, Pulver und Kapseln konsumieren.

- *Quinoa:* Das glutenfreie „Gold der Inka“ und die „Mutter aller Körner“ wird aufgrund ihrer wertvollen Inhaltsstoffe, alle neun essenziellen Aminosäuren, krankheitsbekämpfende Antioxidantien und zahlreiche Mineralien, von der NASA als Überlebensvorrat im All genutzt. Die Samen von Gänsefuchsgewächsen aus Südamerika vermindert den Blutzuckeranstieg, schützt das Herz, unterstützt eine gesunde Verdauung, wirkt gegen Kopfschmerzen und Migräne und verleiht Energie. Der Verzehr erfolgt gekocht als Reisersatz.
- *Spinat:* Nicht sein Eisengehalt, sondern die Vitamine und verschiedene Nährstoffe wie Kalium, Calcium und Magnesium sowie sein Eiweißgehalt sind so gesund. Spinat wirkt gegen Blähungen, senkt das Fieber, hilft beim Ausheilen einer Lungenentzündung und stellt außerdem einen natürlichen Appetitzügler dar. Soll auch Ihr Hund wie Kraftpaket Popeye vor Energie nur so strotzen, jubeln Sie ihm hin und wieder zerkleinerte Spinatblätter im Futter (oder im Gemüse-Quinoa) unter.
- *Weizengras:* Das junge Gras der Getreidepflanze wirkt als natürliches Entgiftungsmittel und liefert eine hohe Menge an Chlorophyll. Es unterstützt die Leberfunktion, verbessert die Sauerstoffversorgung im Körper, reinigt das Blut und hilft, den Blutzuckerspiegel zu regulieren. Weizengras reduziert außerdem unangenehme Körpergerüche, fördert die Fettverbrennung, steigert das allgemeine Wohlbefinden und hebt die Laune. Für den einfachen Konsum für Hund und Halter existiert Weizengras als „Glücks-Elixier“ (Saft), als Pulver sowie in Kapsel- und Tablettenform.

Zum Superfood, das Sie selbst häufiger essen und ebenso Ihrem Vierbeiner hin und wieder in geeigneter Form auftischen sollten, zählen außerdem: Amaranth, Brokkoli, Buchweizen, Gelee Royal,

Ginseng, Granatapfel, Hagebutten, Hanfsamen, Ingwer (aufgrund der Schärfe für den Hund in nur ganz geringen Mengen geeignet), Kokosöl (dazu später mehr), Kürbis und Kürbiskerne, Maroni (Esskastanien), Physalis, Rote Bete, Sellerie, Sonnenblumenkerne, Walnüsse, Yamswurzel und Zucchini.

In Kombination mit dieser Powernahrung servieren Sie dem Hund doch auch regelmäßig zusätzliche Energielieferanten wie natives Pflanzen- oder Fischöl (in kleinsten Mengen), Topfen beziehungsweise Quark (die fette Sorte) und fettes Fleisch (beispielsweise Lamm) – und Ihr Liebling wird bestens gelaunt und vor Kraft strotzend die Welt aus den Angeln heben.

Der stärkste Hund der Welt war Lobo, ein Alaskan Malamute. In den frühen 1970er-Jahren zog der vierbeinige Herkules einen 4.560 Kilo schweren Anhänger.

Vitamine und Co.

Einem gesunden, geistig und körperlich ausreichend ausgelasteten Hund, dem hochwertiges Futter mit allen wichtigen Nährstoffen und Vitaminen serviert wird, sollte es eigentlich an nichts fehlen. Aber manchmal muss es eben doch ein bisschen mehr sein: Leidet Ihr Vierbeiner an Mangelerscheinungen, ist er gestresst oder größerer körperlicher Belastung als gewöhnlich ausgesetzt, wird er aus irgendeinem Grund überbeansprucht oder ist er geschwächt, beispielsweise nach einer Operation oder Geburt, oder handelt es sich bei Ihrem Liebling schon um ein etwas älteres Exemplar, können Sie wertvolle Nahrungsergänzung zufüttern und Ihren Liebling damit stärken. Sie helfen ihm bei der Genesung beziehungsweise Regeneration oder ermöglichen ihm einen gesünderen, unbeschwerten Lebensabend. Ebenso können Sie den „guten Stoff“ zur Vorbeugung einsetzen. Über Art und Dosierung der Nahrungsergänzungsmittel als Futteraufwertung berät Sie im individuellen Bedarfsfall Ihr Tierarzt.

Zu den bekanntesten Wirkstoffen zählen neben wichtigen Vitaminen (wasserlösliche Vitamin C- und B-Komplexe, fettlösliche Vitamine A, D, E und K), Mineralien und Mineralstoffen (Calcium, Chlor, Eisen, Jod, Kalium, Kobalt, Kupfer, Magnesium, Mangan, Natrium, Phosphor, Selen und Zink) unter anderem Biotin, Bierhefe, essentielle Fettsäuren, Fischöl, Glyko-Nährstoffe, Muschelextrakt (kanadische Lippmuschel) und wertvolle Proteine. Sämtliche Präparate existieren in Form von Tropfen, Gels, Flocken (Ballaststoffe), Pasten, Pulver oder Tabletten. Sie fördern Vitalität, Mobilität und Regeneration, stärken Immunsystem, Gewebe und Organe, haben einen positiven Einfluss auf Knochen, Gelenke, Magen, Darm, Haut und Fell Ihres Hundes und tragen zu seiner Beruhigung, Lebensfreude und zu seinem Wohlbefinden bei.

Ebenso sehr zu empfehlen ist Kokosöl (¼ Teelöffel pro fünf Kilo Körpergewicht zwei Mal täglich – Verwendung und Dosierung sicherheitshalber mit dem Tierarzt absprechen). Es wird eingesetzt zur Heilung von kleinen Wunden, Husten, Verdauungsstörungen, Hauterkrankungen, Pilzinfektionen und Allergien, beugt arthritischen Erkrankungen und Diabetes vor und verleiht Energie und Wohlbefinden.

Aber: Viel hilft nicht immer und unbedingt viel! Im Gegenteil: Eine Überdosierung kann Ihrem vierbeinigen Begleiter mehr schaden als nützen. Üblicherweise werden die Zusätze nur über einen bestimmten Zeitraum verabreicht, bei alten oder schwächlichen Hunden sowie bei Tieren mit einer chronischen Erkrankung (Herz- oder Nierenleiden, Arthrose, Allergien, ...) kann aber eine dauerhafte Gabe sinnvoll oder sogar notwendig sein. Aufschluss über Defizite gibt ein Blutbild – dieser medizinischen Maßnahme sollten Sie Ihren Liebling allerdings nur dann aussetzen, wenn ein begründeter Verdacht besteht. Über die Symptome von Mangelerscheinungen klärt Sie ebenfalls Ihr Tierarzt auf.

Sie können die Art und Wichtigkeit genannter Nahrungsergänzungsmittel nahezu 1:1 auf sich selbst übertragen und mit der Einnahme Gesundheit und Wohlbefinden pushen.

Hundekräuter- und -gewürzgarten

Neben den bereits erwähnten Futterzusätzen existieren auch viele Kräuter und Gewürze, die dem Menschen- und Hundemagen guttun. Sie fungieren als Immun-Booster, haben keimtötende oder parasitenwidrige Wirkung und beinhalten nahezu das gesamte Alphabet an Vitaminen und wichtigen Mineralien.

Wenn Hunde zu Schafe werden und Gras fressen, soll mit dem rohfaserreichen Grünzeug ein träger Darm in Schwung gebracht, durch die Süße in den Halmen ein zu tief gesunkener Blutzuckerspiegel angehoben oder ein unverdaulicher Stoff so rasch als möglich aus dem Körper transportiert und ausgeschieden werden. Darüber hinaus dient das feuchte Gras unter Umständen, mangels einer anderen Trinkquelle, als Wasserersatz. Last but not least entspannt das Mümmeln an den Halmen die Kieferknochen, wodurch Glückshormone freigesetzt werden. Kaugummi kauen hat beim Menschen übrigens eine ähnliche Wirkung, außerdem wird dabei Stress reduziert.

Ihnen ist sicher bewusst, dass Vierbeiner über Jahrhunderte hinweg mit menschlichen Essensresten verköstigt wurden, so wie es in vielen Ländern der Erde noch heute der Fall ist, und deshalb auch nicht früher starben. Jedenfalls ist in der Fachliteratur kein Fall erwähnt, bei dem die Erkrankung eines Hundes auf den Verzehr von Kräutern oder Gewürzen (außer Zwiebeln) zurückzuführen ist. Im Gegenteil: Natürliche Würze verbessert nicht nur den Geschmack, sondern fördert auch die Bekömmlichkeit der Nahrung. Es wird der Speichelfluss des Tieres stimuliert, dessen Magentätigkeit angeregt und die Gallensaftproduktion verstärkt, was wiederum zu einer besseren Durchblutung der Verdauungsorgane führt.

Natürlich ist die Menge das entscheidende Zünglein an der Waage in Bezug auf die Verträglichkeit, denn dasselbe wie bei der Verwendung von Salz in der Hundemahlzeit gilt auch beim Hinzufügen von Kräutern und Gewürzen: Die Dosis macht das Gift. Informieren Sie sich also unbedingt zuerst bei Ihrem Tierarzt, wie oft die Pflanzen aus dem Hundekräuter- und -gewürzgarten und wie viele davon, frisch gerupft oder in verarbeiteter Form, in den Futternapf kommen sollen.

Folgend stellen wir Ihnen die gesündesten Pflänzchen für Sie und Ihren Liebling vor, die Sie hin und wieder zur Bereicherung Ihrer und seiner Konsumgewohnheiten nutzen sollten.

- Basilikum: wirkt als Antidepressivum, gegen Fieber und Infektionen
- Bockshornklee: stärkt das Immunsystem

Auf den Bockshornklee (der stinken soll wie „ein Bock") geht vermutlich die Redensart „Jemanden ins Bockshorn jagen" (jemanden in die Enge treiben, verunsichern, zusammenstauchen) zurück: Die Pflanze mit den schmalen am Boden gekrümmten Hülsen erinnert ein wenig an ein kleines eingeschüchtertes beziehungsweise „buckelndes" Wesen.

- Brennnessel: harntreibend, wirkt heilend bei Prostatavergrößerung
- Fenchel: gegen Blähungen
- Grüner Tee: senkt Cholesterinspiegel und Blutdruck
- Kamille: hilft bei Entzündungen, senkt Fieber und lindert Magenbeschwerden
- Knoblauch: wurmwidrige Eigenschaften
- Koriander: wirkt Störungen im Magen- und Darmbereich entgegen, heilt Entzündungen im Mund
- Kurkuma: stärkt Leber und Galle
- Kümmel: steigert die Abwehrkräfte, verbessert die Leberfunktion
- Lavendel: wirkt antibakteriell und beruhigend
- Löwenzahn: hilft bei Leberbeschwerden, Gallensteinen und Verdauungsstörungen
- Paprikapulver: enthält viel Vitamin C und stärkt damit das Immunsystem
- Petersilie: natürliches Schmerzmittel, leitet Giftstoffe aus
- Pfefferminze: wirkt als Antidepressivum, schleimlösend und gegen Kopfschmerzen
- Salbei: wirkt entzündungshemmend und krampflösend

- Zimt: reguliert Blutzucker und wirkt beruhigend

Sämtliche Kräuter und Gewürze werden frisch, etwa als Speisezusatz, Salat oder Smoothie verabreicht, oder als Pulver unters Essen gemischt. Für Menschen existieren auch Kapseln. Außerdem sind allerlei Kräuterextrakte auf dem Markt, von welchen Sie Ihrem Liebling eine kleine Menge auf sein Lieblingsleckerli reiben und damit unbemerkt unterjubeln können (funktioniert auch beim zweibeinigen Liebling, wenn der nichts von der „guten Tat" mitbekommen soll, weil er seiner Meinung nach ohnehin total gesund lebt).

Wenn das Fell zu Berge steht – Allergien und Unverträglichkeiten

Nahrungsmittelallergien stellen nach Überempfindlichkeitsreaktionen auf Floh- oder Milbenbisse und Substanzen aus der Umwelt die dritthäufigsten Allergien bei Hunden dar, auf die sie üblicherweise mit Juckreiz reagieren. Ebenso können chronische Ohrenentzündungen oder erhöhter Stuhlgang auftreten.

Übrigens existiert keine Hundehaar-Allergie – manche Menschen vertragen nur ein bestimmtes Protein nicht, das Hunde über den Speichel oder die Haut absondern. Nahrungsmittelunverträglichkeiten hingegen führen zu Durchfall und/oder Erbrechen.

Beide Leiden können zu jeder Zeit im Leben eines Hundes und ganz plötzlich auftreten. Die Herausforderung in der Tiermedizin liegt darin, die richtige Allergie zu diagnostizieren und sie danach auf die Bestandteile im Futter einzugrenzen, von welchen sie ausgelöst wird. Die häufigsten Übeltäter, die den Vierbeinern auf unangenehme Weise zusetzen und sie gehörig nerven, sind Rind-, Huhn-, Pferde- und Lammfleisch, Milchprodukte, Fisch, Eier, Weizen, Mais und Soja.

Am besten kommt man den Allergie- oder Unverträglichkeitsauslösern mittels kompletter Ernährungsumstellung beziehungsweise Ausschlussdiät auf die Schliche. Bei dieser Vorgehensweise verabreichen Sie dem Hund mindestens zwölf Wochen lang Nahrungsmittel, die er zuvor noch nie gefressen hat – ob Sie Ihren Liebling dabei bekochen, oder zum Diätfutter greifen, bleibt Ihnen überlassen. Eigenhändig hergestelltes Futter hat den Vorteil, dass Sie die Zutaten genau kontrollieren und ein bisschen variieren können, damit Sie dem Vierbeiner nicht Tag für Tag dasselbe Futter vorsetzen müssen.

Diät-Gourmet-Mahlzeit: Karotten, Quinoa und Hühnerbrust weichkochen, miteinander vermischen, etwas Hüttenkäse oder Topfen beziehungsweise Quark beifügen und leicht salzen.

Aber Sie müssen konsequent bleiben: Es gibt innerhalb dieses Zeitraums keine Leckerlis oder Essensreste vom Menschenteller, egal, wie flehentlich der Hundeblick auch ist. Sobald das Kratzen, Erbrechen oder andere Reaktionen ausbleiben, wechseln Sie wieder zur ursprünglichen Ernährung. Wenn die Symptome zurückkehren, ist es amtlich: Ihr Hund reagiert allergisch auf ein bestimmtes Nahrungsmittel beziehungsweise verträgt dieses nicht. Nun gilt es in Erfahrung zu bringen, welches das ist. Sollte Ihnen Ihr Tierarzt zu einem Bluttest raten, um eine Diagnose zu erhalten: Sparen Sie sich das Geld und Ihrem Liebling die Prozedur, denn es gibt keinen konkreten Beweis dafür, dass sich diese Sorte Allergie oder Unverträglichkeit im Blut zeigt. Alternativmedizinisch können Energetiker oder Kinesiologen zurate gezogen werden – die unter Umständen zu wissen glauben, was genau Ihr Hund nicht verträgt. Ob das stimmt, müssen Sie danach selbst austesten. Oder aber Sie sparen auch dieses Geld und Ihrem Vierbeiner die Prozedur und führen selbst eine systematische Futtergabe durch. Dabei wird das Futter, das der Hund im Rahmen der Ausschlussdiät zu sich genommen und gut vertragen hat, schrittweise im Zwei-Wochen-Rhythmus um je eine Komponente erweitert. So werden die Auslöser für die Überempfindlichkeitsreaktionen Ihres Lieblings nach und nach ermittelt und anschließend beseitigt. Zuletzt stellen Sie unter Zuhilfenahme von Fachliteratur oder in Zusammenarbeit mit Ihrem Tierarzt eine ausgewogene, für Ihren Hund bekömmliche Ernährung inklusive aller notwendigen Vitamine, Mineralien etc. zusammen.

Achtung: Antihistaminika oder andere Medikamente gegen den Juckreiz verschaffen dem Vierbeiner nur kurzfristig Erleichterung, sind also auf Dauer nicht zielführend. Bei akutem Durchfall empfiehlt sich (vorübergehend, bis zur Abklärung der genauen Ursache) die Gabe von Aktivkohle, Antibiophilus (für Babys) und Milumil Spezial Heilnahrung.

„Leckerlis" für Mensch und Tier

Bei diesen „Leckerlis" handelt es sich weniger um eine Belohnung als vielmehr um einen gemeinsamen Genussmoment.

Menschen gönnen sich ja recht häufig einen kleinen kulinarischen Luxus zwischendurch, wie beispielsweise während des Beauty-Programms das Gläschen Prosecco, im Urlaub eine Spezialität des Landes oder nach einem besonders stressigen Tag am Abend die Extraportion Schokolade. Und noch viel schöner ist es, wenn man diese besonderen Geschmacks-Momente mit jemandem teilen kann – mit Freunden, dem Partner oder der ganzen Familie. Doch auch mit dem Vierbeiner lässt es sich herrlich zusammen genießen, denn im Normalfall sind Hunde echte Leckermäulchen. Und obwohl sich dessen Ansprüche an den Gourmethappen deutlich von den Ihren unterscheiden dürften, lassen sich hervorragende Kompromisse schließen – damit letztlich ein für beide wohlschmeckendes und gesundes Fünf-Sterne-„Leckerli" auf den Tisch beziehungsweise in den Napf kommt oder beim gemeinsamen Fernsehen als Snack verzehrt wird.

- *Joghurt mit Obst und Nüssen:* Obst (außer Zitrusfrüchte, Weintrauben und Rosinen) kleinschneiden, mit Joghurt mischen und mit geriebenen Walnüssen bestreuen. Bei Bedarf die Menschen-Portion etwas süßen.
- *Obst-Gemüse-Smoothie:* Banane, Erdbeeren und Kiwi mit Spinat, etwas Wasser oder Johannisbeerensaft pürieren. Viele verschiedenen Varianten möglich. Eventuell mit Honig süßen und Kokosflocken bestreuen.
- *Beeren-Cup:* Beerenmischung (frisch oder aufgetautes Tiefkühlprodukt) fein pürieren, mit Joghurt oder Topfen beziehungsweise Quark vermischen, für einige Stunden einfrieren und danach als Eis genießen. Hunde lieben auch Thunfisch-Eis (Thunfisch aus der Dose, gut abgetropft, mit Joghurt oder Topfen beziehungsweise Quark vermischen und einfrieren) – Sie vermutlich weniger.

Eine ganz besondere Freude bereiten Sie Vierbeinern, wenn Sie die cremige Mischung in einen Kong (Spielzeug aus Naturkautschuk) füllen, diesen für ein paar Stunden in die Tiefkühltruhe steckt und danach den Hund die kalte Köstlichkeit aus der Öffnung herauslecken lassen.

- *Knabbergebäck:* Dünne Gemüsechips (Karotten, Zucchini, Kartoffeln, ...) mit etwas Käse bestreuen und im Rohr kross backen. Leicht salzen erlaubt.
- *Bananen-Kekse:* Honig, geriebene Mandeln, zerdrückte Banane, etwas Vollkornmehl und ein paar Tropfen Olivenöl zu einer geschmeidigen Masse verarbeiten, nach Belieben formen und etwa 15 Minuten bei 150 Grad Umluft im Rohr backen. Die Menschen-Portion kann mit Staubzucker bestreut werden.

Weihnachtskekse für Mensch und Tier: Honig, kleingeriebenen Apfel, etwas Vollkornmehl, feine Haferflocken, ein Ei, ein paar Tropfen Öl und eine Prise Zimt zu einer geschmeidigen Masse kneten, nach Belieben formen und ca. 15 Minuten bei 160 Grad Umluft im Rohr backen. Die Menschen-Portion kann mit Staubzucker bestreut werden.

- *Cocktail „WAU":* Beerenmischung (frisch oder aufgetautes Tiefkühlprodukt) fein pürieren und mit Mineralwasser aufmixen. Der Menschen-Drink kann mit einem Schuss Wodka aufgepeppt werden.
- *Watermelon for two:* Im Sommer besonders köstlich: Wassermelone ohne Schale in kleine Würfel schneiden, kühlen und danach gemeinsam genießen.

Leckerli-Hitliste: Bereiten Sie sich fünf Köstlichkeiten vor, die Ihr Hund gerne mag, und raten Sie, welche davon sein Favorit ist. Dann nehmen Sie ein Leckerli in die eine, ein anderes in die andere Hand, machen eine lockere Faust, strecken beide Arme nebeneinander vor sich aus und lassen

Ihren Liebling daran schnüffeln. Dann entfernen Sie die beiden Fäuste langsam voneinander und beobachten, welcher Hand die Hundenase folgt. Das Leckerli darf Ihr Liebling fressen. Danach wird weitergemacht, so lange, bis die absolute Lieblingsnascherei übrigbleibt. Das macht dem Hund so richtig Spaß! Und Sie können testen, wie gut Sie Ihren Vierbeiner kennen!

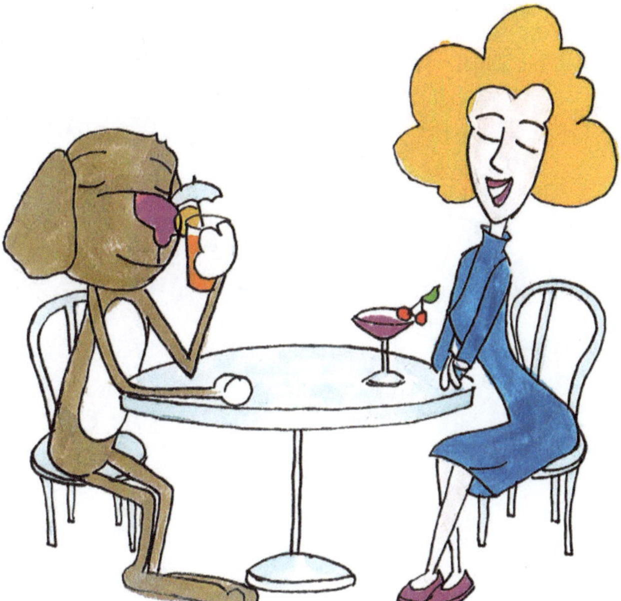

Wellness

Wohlfühlfaktor Körperbewusstsein

Auch wenn die Menschen immer schon mithilfe verschiedenster Maßnahmen für Entspannung nach diversen Strapazen sorgten, wurde „Wellness“ erstmals in den 1950er-Jahren als ganzheitliches Gesundheitskonzept für ein „physisches, psychisches und soziales Wohlbefinden“ charakterisiert. Heute definieren den Begriff die meisten Menschen mit den Umschreibungen „Seele baumeln lassen“, „Kraft tanken“, „Stress abbauen“ und „Alltag hinter sich lassen“. Neben zahlreichen Anwendungen zählt – und diese Tatsache wird leider häufig vernachlässigt – auch ein gutes Körperbewusstsein zu den entscheidenden Faktoren für eine ganzkörperliche Behaglichkeit. Im Wesentlichen geht es dabei um die gute Behandlung des Leibes, der in diesem Zusammenhang als „Tempel“ verstanden wird, unter anderem um die richtige Dosierung und Qualität von Nahrung, Schlaf, Frischluft- und Lichtzufuhr, sowie um die Vermeidung diverser Genusssüchte wie Tabak und Alkohol. Aber auch Geist und Seele wollen verwöhnt werden, etwa mit Beschäftigung, Abwechslung und sozialen Kontakten. Für den Menschen bedeutet es darüber hinaus, durch Beobachtung eine Möglichkeit zu schaffen, die eigenen Bedürfnisse zu erkennen, darauf zu reagieren und das Zusammenspiel von Körper, Geist und Seele zu optimieren.

Auch die Anforderungen, die Ihr Vierbeiner an ein glückliches Dasein stellt, sollten Sie erfüllen – diese zu erkennen, ist nicht weiter schwierig, denn es sind fast dieselben wie bei Ihnen: essen, schlafen, Gassi gehen (Frischluft- und Lichtzufuhr), spielen, lernen, kuscheln und andere Hunde treffen. Genusssüchte wird Ihr Hund hoffentlich keine haben, außer das unstillbare Verlangen nach Leckerlis.

Der Ball-Junkie: Das Wegschleudern eines Spielzeugs fördert beziehungsweise unterstützt das Jagdverhalten eines Vierbeiners und kann ihn süchtig machen, was sich schlimmstenfalls zu einer ausgewachsenen Verhaltensstörung entwickelt. Ein kalter Entzug ist dann allerdings keine Lösung, da der Hund auf den plötzlichen Mangel an Dopamin (Botenstoff, der für die Aufmerksamkeit und Lernfähigkeit benötigt wird) depressiv oder aggressiv reagieren kann. Sie erkennen an verschiedenen Signalen, ob Ihr Liebling ein Ball-Junkie ist: er reagiert über-aufgeregt, wenn das Spielzeug gezückt wird, und kann sich ab dieser Sekunde auf nichts anderes mehr konzentrieren, er hechelt extrem, er wird niemals freiwillig und von sich aus das Spiel beenden, selbst wenn er bereits total k.o. ist, er reagiert unwirsch, wenn jemand in der Schusslinie steht, und Sie können den Ball ohne Probleme einer fremden Person überlassen, die übernimmt, während Sie einfach weggehen – Ihr Hund würde dies nicht einmal bemerken, weil er so auf das Spielzeug fixiert ist, oder es wäre ihm schlicht egal.

Stellen Sie so ein Verhalten bei Ihrem Hund fest, kontaktieren Sie bitte einen vertrauenswürdigen und diesbezüglich gut ausgebildeten Hundetrainer.

Zu einem guten Körperbewusstsein zählen außerdem die Atmung und die Haltung. Wer nicht richtig atmet, riskiert chronische Erkrankungen wie Bronchitis und Verdauungsstörungen, fördert das Entstehen von Ängsten und Depressionen. Wer sich falsch „hält“, verspannt sich, was unter Umständen nach einiger Zeit zu einer eingeschränkten Beweglichkeit, Schmerzen sowie irreparablen Schäden an der Muskulatur führt.

Der Mensch kann durch Selbstbeobachtung ein besseres Körperbewusstsein erlangen – es geht dabei um die Bewusstwerdung eines üblicherweise unbewussten Ablaufs, bei dem man aus einer Vielzahl an Sinnesreizen aus der Umwelt und der eigenen inneren Wahrnehmung eine Bewertung seiner Selbst abgibt.

Und nun die praktische Durchführung: Sie stellen sich vor einen Spiegel und kontrollieren Ihre Atmung, analysieren Ihre Haltung, und überlegen im Anschluss, ob Sie sich wohl „in Ihrer Haut“ –

in Ihrem Körper und mit Ihrem Selbstbild – fühlen. Danach vergegenwärtigen Sie sich, dass Sie mit Ihrem Denken, Fühlen und Handeln, ebenso wie mit Ihrer optischen Außenwirkung, Ihr Umfeld und Ihre Mitmenschen beeinflussen.

Sollten Sie sich zu irgendeinem Zeitpunkt nicht wohlfühlen, sehen Sie genauer hin. Achten Sie bewusst und ganz genau auf Ihre Augen, Ihre Nase, Ihre Lippen. Lassen Sie Ihren Blick bedächtig über Ihren ganzen Körper streifen und denken Sie dabei „Ich mag dich!“. Schließlich sind Sie etwas ganz Besonderes und verbringen die meiste Zeit nun mal mit sich selbst.

In vielen Fällen helfen bei Unzufriedenheit mit dem eigenen Ich auch Fitness, eine Ernährungsumstellung oder beispielsweise ein Selbstverteidigungskurs zur Steigerung der Achtung vor sich und seiner Leistung. Ebenso kann EuGong („Eu“ für Eutonie-Wohlfühlspannung + „Gong“ für „Weg“ und „fortwährendes Üben“) helfen, zu mehr mentaler, emotionaler und physischer Gesundheit und Stabilität zu gelangen.

Ihr Hund sollte im Idealfall, wenn er genügend ausgelastet ist, gefordert und gefördert und zudem gesund ernährt wird, bereits ein perfektes Körperbewusstsein besitzen.

Pflege und Beauty

Zu einem guten Körperbewusstsein gehört natürlich auch ein angenehmes und gepflegtes Äußeres, mit dem man sich wohlfühlt und die Sozialpartner sowie Zufallsbekanntschaften beeindruckt. Und man will außerdem, dass einen andere gut riechen können – auch wenn ein Hund die Antipathie eines Artgenossen oder das Naserümpfen der ihm begegnenden Menschen nicht unbedingt auf seine mangelnde Körperhygiene zurückführt. Daher sind die Halter dafür verantwortlich, dass ihr Vierbeiner in der Öffentlichkeit präsentabel ist und sich auch selbst in seinem Fell wohlfühlt. Hier gilt die Devise: Früh übt sich, wer ein Meister werden und nicht jedes Mal mit seinem Hund am Beauty-Abend zu raufen beginnen will. Gewöhnen Sie Ihren Hund bereits im Welpenalter an die regelmäßige Pflege.

Wie Sie sich optisch in Form bringen, ist Ihre Sache, für Ihren Liebling gelten die nun folgenden Empfehlungen.

Duschen und baden, oder doch nicht?

Diese Thematik wird bis heute kontrovers diskutiert. Die einen sagen „gar nicht", die anderen „ungefähr alle drei Monate" und die Vernünftigsten „nur im Notfall bei starker oder extrem übelriechender Verschmutzung".

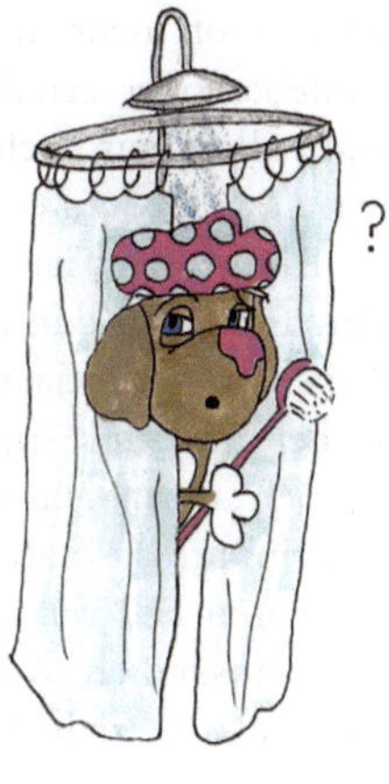

Tatsächlich ist die Haut des Vierbeiners mit einem natürlichen Schutz vor Kälte, Nässe und Austrocknen ausgestattet, der durch häufigen Kontakt mit Shampoo, und sei dieses noch so mild, beeinträchtigt wird. Falls möglich ist es in jedem Fall sinnvoller, das Fell mit einem feuchten Tuch zu reinigen.

Ist eine Dusche oder ein Bad tatsächlich unumgänglich, verwenden Sie lauwarmes Wasser und einen speziell auf die Hundehaut abgestimmten, duftstofffreien und pH-neutralen Badezusatz. Seifen Sie Ihren Liebling immer von hinten nach vorne ein und achten Sie darauf, dass kein Schaum in Mund, Augen und Ohren gelangt. Danach rubbeln Sie den Vierbeiner trocken und kontrollieren, ob sich keine Schaumreste zwischen den Zehen abgesetzt haben, da diese zu unangenehmen Hautreizungen führen könnten.

Nach der Reinigungsprozedur sollten Sie Ihren Liebling am besten nicht sofort in den Garten schicken, da er ein sauberes flauschiges Fell gar nicht so toll findet und sich daher sofort im Schmutz herumrollen würde, um wieder angenehm zu „hundeln".

Achtung: Keinesfalls sollten Sie im Winter nach dem Duschen oder Baden sofort ins Freie gehen, selbst wenn der Hund oberflächlich trocken zu sein scheint – die Feuchtigkeit sitzt noch auf der Haut, und das kann durch die kalte Luft zu einer ordentlichen Erkältung führen. Mindestens zwei Stunden warten!

Wenn *er* müffelt, sollten Sie das entspannt sehen, solange Sie neben Ihrem vierbeinigen Liebling noch Luft bekommen. Wird der Geruch Ihres Hundes jedoch zu penetrant, muss abgeklärt werden, ob nicht eine Erkrankung Grund dafür ist, etwa ein hormonelles oder ernährungsbedingtes Problem. Ein übler Geruch kann allerdings auch auf einen Stress- oder Angstzustand hindeuten.

Riecht das Tier aus dem Maul oder aus den Ohren, könnten Entzündungen dahinterstecken. Und wenn er sehr häufig „einen fliegen" lässt, sodass Sie davon beinahe ohnmächtig werden, versuchen Sie es mit einer Futterumstellung.

Bei „normalem Dreck" am Hundekörper kann man sich im Prinzip auf die natürlichen „Selbstreinigungseigenschaften" von Haut und Fell verlassen. Regelmäßiges Bürsten lüftet die Unterwolle zusätzlich ordentlich durch und hilft, den Eigenduft Ihres Lieblings zu reduzieren. Und bei Nässe „hundelt" der Hund, weil durch die Feuchtigkeit Duftstoffe freigesetzt werden, die der Vierbeiner in seiner Haut bildet.

Wenn es die Rundumsäuberung im Hundesalon sein muss, wählen Sie einen Laden, in dem Sie dabei sein können beziehungsweise Ihren Hund selbst reinigen dürfen (www.washdog.at). Lassen Sie es in jedem Fall langsam angehen, denn eine Wasserphobie ist schneller eintrainiert, als man denkt. Gehen Sie Stück für Stück vor, spülen beispielsweise anfangs nur die Pfoten, und loben den Vierbeiner danach für sein heldenhaftes Verhalten.

Bürsten, bis das Fell glänzt

Zusammen mit der Haut bildet das Fell eine Art Schutzschild gegen schädliche Umwelteinflüsse, Kälte und Feuchtigkeit. Die unter der zarten Epidermis in der Lederhaut sitzenden Drüsen sondern ein Sekret ab, das Haut und Haar nährt und fettet.

Wird das Fell regelmäßig, je nach Haarlänge mindestens zweimal pro Woche (in der Übergangszeit von Frühling auf Sommer und Sommer auf Herbst häufiger), gründlich gekämmt und gebürstet, bleibt es durch die gleichmäßige Verteilung des Fettes immer schön glänzend, gesund und splissfrei.

Bei Lang- und Kraushaarhunden entfernen Sie zuerst mit einem breitzinkigen Kamm Verfilzungen und Knötchen, danach kämmen Sie abgestorbene Haare mit einem engzinkigen Kamm aus und striegeln zuletzt Deckhaar und Unterwolle. Kurz-, Glatt- und Rauhaarhunde brauchen Sie nur kräftig durchzubürsten.

Bei der Auswahl der Bürste gilt, dass die Borsten so lang sein müssen, dass sie bis auf die Haut des Hundes reichen. Bei kurzhaarigen Vierbeinern können Sie einen Borstenhandschuh verwenden. Achtung: Drahtbürsten können die Haut Ihres Lieblings verletzen, sehen Sie daher von der Verwendung solcher Striegelgeräte ab.

Der Hundefrisör: Ein Besuch beim Coiffeur für Vierbeiner ist nur nötig, wenn Ihr Liebling unter starkem Fellwuchs leidet und Sie ihm im Sommer mit einer Schur Erleichterung verschaffen wollen. Eine Musterrasur oder Kürzung der Haare aus ästhetischen Gründen ist nicht empfehlenswert, da jeder Aufenthalt in einem Raum voller surrender Geräte bei fremden Personen enormen Stress für den Hund bedeutet. Und so eitel ist kein Tier, dass es sich dieser unangenehmen Prozedur für eine Trendfrisur freiwillig aussetzen würde.

Pfotenpflege und Pediküre für den Hund von Welt

Die Fußsohlen der Hunde sind ledrig, relativ kälte- und hitzeunempfindlich und verfügen über Schweißdrüsen, die für Elastizität sorgen. Besondere Pflege benötigt die Pfotenhaut nur im Winter, wenn Streusalz in Kombination mit Nässe und Split spröde machen und Risse verursachen kann. Sie können Ihren Hund vor diesen Verletzungen schützen, indem Sie in der kalten Jahreszeit vor dem Spaziergang eine spezielle Fettcreme, Hirschtalg oder Vaseline auf den Ballen auftragen. Beim Heimkommen kontrollieren Sie, ob sich Schneeklümpchen oder kleine, scharfe Kieselsteinchen zwischen den Zehen befinden, die zu entfernen sind (prophylaktisch können Sie bei Ihrem Hund in diesem Bereich auch regelmäßig die Haare stutzen). Darüber hinaus empfiehlt es sich, mit einem feuchten Tuch Salzreste von den Pfoten zu entfernen. Existieren bereits ein paar kleine Risse in der Haut, einfach dickschichtig eine Heilsalbe mit Ringelblume oder Kamille auftragen. Schuhe ziehen Sie bitte nur selbst an, Ihr Hund benötigt keine Fußbekleidung (außer, er ist an den Ballen verletzt und kann nicht mit „bloßen Pfoten“ ins Freie). Wer im Sommer mit dem Hund häufig bei hohen Temperaturen auf Asphalt unterwegs ist, sollte die sensiblen Ballen ebenfalls mit einer Fettschicht vor dem Austrocknen schützen.

Fashion-Victim: Hunde mit kurzem Fell ohne Unterwolle oder mit wenig Unterhautfett werden von ihren Haaren nicht ausreichend gewärmt. Der Einsatz eines Hundemantels, Hundepullovers oder Hundeoveralls ist in diesem Fall bei Kälte, Wind und Wetter sinnvoll. Ihr Vierbeiner holt sich nun garantiert keine Erkältung, außerdem wird auf Dauer Beschwerden an Wirbelsäule oder Gelenken vorgebeugt. Die Kleidungsstücke bieten überdies in ihrer Bewegung eingeschränkten Tieren, die ihre Körpertemperatur nicht durch schnelles Laufen steigern können, eine gute Unterstützung. Auch Welpen, die in ihren ersten Lebenswochen noch nicht in der Lage sind, ihren Wärmehaushalt selbst vollständig zu regulieren, dürfen warm eingekleidet werden.

Bei der jährlichen Hundeparade in New York wird jedes Mal das beste Hundekostüm prämiert. Das vierte Mal in Folge erhielt im Jahr 2012 Schnauzer Nacho einen der begehrten Preise – für seine Verkleidung als Touristenbus.

Die Krallen Ihres Vierbeiners gehören regelmäßig mit einer Krallenschere (mit abgerundeten Spitzen, damit niemand verletzt wird) oder einem Zwicker gekürzt, wobei Sie darauf achten müssen, dass Sie nur das abgestorbenen Hornmaterial entfernen. Wenn Sie sich vor dieser Prozedur fürchten, fürchtet sich Ihr Hund noch mehr. Gehen Sie in diesem Fall lieber jedes Mal zum Tierarzt, der die Krallen fachmännisch kürzt. Als Alternative können Sie Ihrem Liebling regelmäßig die Nägel feilen (mit einer herkömmlichen Nagelfeile; es existieren hierfür aber auch spezielle elektrische Schleifgeräte).

Doch wann muss gekürzt werden? Als Faustregel gilt: Berühren die Krallen beim aufrecht stehenden Hund den Boden, ist es Zeit für die Pediküre.

Und so geht's mit der Schere oder dem Zwicker: Die Krallen werden in kleinen Schritten, Millimeter für Millimeter, in Schnittrichtung **von oben nach unten** – entsprechend der natürlichen Krümmung der Kralle – bis unmittelbar vor dem durchbluteten Bereich gekürzt. Dieser Bereich hebt sich dunkel oder rosafarben vom abgestorbenen Hornmaterial ab, was bei gutem Licht leicht zu sehen ist. Wenn Sie nichts erkennen können, leuchten Sie die Nägel mit der Taschenlampe an und markieren den Übergang mit einem Stift. Danach sollte nichts mehr schieflaufen!

Haben Sie den Hund trotz aller Vorsichtsmaßnahmen beim Krallen-Kürzen verletzt, erschrecken Sie sich nicht – auch wenn Ihr Liebling panisch quiekt und heftig blutet, kann nichts Schlimmes passieren. Wenn möglich, pressen Sie einen mit kaltem Wasser getränkten Lappen mit sanftem Druck auf die betroffene Stelle. Alternativ können Sie ein Wattestäbchen auf den verwundeten Nagel pressen. Öfters wird geraten, die verletzte Kralle in ein Stück Seife zu stecken. Die Seife bildet eine Art Schutzmantel, der das Bluten zum Stoppen bringen kann. Sollte es nach zehn Minuten immer noch nicht besser geworden sein, suchen Sie bitte zur Sicherheit einen Tierarzt auf.

Zahn-, Augen- und Ohrenpflege

Für die Reinigung der Zähne, Augen und Ohren gibt es im Fachhandel zwar geeignete Präparate zu kaufen, aber in diesem Fall gilt: Simplifizieren Sie Ihr Leben! Und sparen Sie Geld! Es reicht nämlich die Pflege mit einem fusselfreien weichen Tuch, das zuvor mit lauwarmem Wasser oder Kamillentee befeuchtet wurde, vollständig aus.

Damit wischen Sie die Augen Ihres Vierbeiners von innen nach außen sauber. Mit einem neuen Lappen putzen Sie die Ohrmuscheln Ihres Hundes. Bitte never ever Wattestäbchen verwenden beziehungsweise mit dem Finger oder einem Stück zusammengerollten Klopapier in den Gehörgang bohren! Sollte Ihr Hund öfter langsam den Kopf schütteln und/oder sich am Ohr kratzen, könnte sich zu viel Ohrenschmalz angesammelt haben (oder eine Entzündung vorliegen). In dem Fall ist es besser, den

Tierarzt aufzusuchen, der den Gehörgang professionell reinigen oder die Infektion behandeln kann.

Die längsten Lauscher bei einem Hund wurden im Jahr 2004 verzeichnet: Die Schlappohren des Bloodhounds Tigger aus den USA maßen rechts 34,92 und links 34,29 Zentimeter. Es folgt der Coonhound Harbor aus Boulder (Colorado, USA) mit immer noch beeindruckenden 31,12 und 34,29 Zentimetern.

Mit einem weiteren feuchten Tuch, das bei der Anwendung im Maul auch mit einer speziellen Desinfektionslösung oder einer Tinktur aus einem Teelöffel Natron auf ein Glas lauwarmes Wasser getränkt sein kann, werden die Zähne abgerieben. Auf diese Weise reduzieren Sie die bakteriellen Zahnbeläge und beugen einer Neubildung vor. Unter Umständen können Sie dafür eine weiche Kinderzahnbürste verwenden, wenn Ihr Liebling diese nicht vor Wut abbeißt. Abzuraten ist von einer Zahnbelag- oder Zahnsteinentfernung durch den Tierarzt, bei der er das Tier narkotisieren muss. Droht dem Vierbeiern so und so eine Narkose, kann die Zahnsanierung gleich mitgemacht werden. Ansonsten ist diese Maßnahme wirklich nur dann ratsam, wenn dem Hund noch in der Blüte seiner Jahre gravierende Zahnverluste drohen, sollte der Hundedentist nicht Hand anlegen.

Hundeliebhaber in Hongkong haben sich im Dezember 2012 um einen Eintrag ins Guinness Buch der Rekorde in der Kategorie „Die meisten Leute, die Hunden gleichzeitig die Zähne putzen" beworben. Den 312 an der Aktion teilnehmenden Vierbeinern wurden von ihren Haltern jeweils drei Minuten lang die Beißerchen gereinigt. Die Organisatoren und Teilnehmer wollten damit für eine bessere Hundezahnpflege werben.

Sinn-voll genießen

Den Luxus, sich hin und wieder eine kleine Auszeit zu nehmen und den Alltag hinter sich zu lassen, komplett abzutauchen in eine energetisch höher schwingende Welt der Entspannung und Lebenskraft, sollten Sie nicht nur sich selbst, sondern auch Ihrem Hund gönnen. Im Idealfall erleben Sie diese Momente gemeinsam mit Ihrem Lieblinge und gönnen sich zusammen täglich mindestens einen dieser „Seelenschmeichler".

Zum Wohlfühlen braucht der Mensch üblicherweise keine großartige Beanspruchung seiner Wahrnehmungen, solange er sein Umfeld mit mindestens einem seiner fünf Sinne anders als gewöhnlich, und dabei üblicherweise intensiver als gewohnt, erfassen kann.

Auch Ihr Hund verarbeitet die sinnlich wahrgenommenen Informationen, indem er sie unbewusst ans Gehirn weiterleitet, wo infolgedessen körperliche oder hormonelle Reaktionen ausgelöst werden. Daher gilt für ihn dasselbe, wie für seinen Halter: Die positive Stimulation bereits eines einzigen Sinnes bewirkt eine Vitalisierung und Neuerweckung der Lebensgeister.

Allen Lebewesen dieser Erde ist ein Bedürfnis jedenfalls gleich: Sie wollen sinnlich verwöhnt werden!

Duftender Therapieeffekt

Die Anwendung ätherischer Öle zur Verbesserung des Raumklimas, Steigerung des Wohlbefindens, Erreichung von Entspannung und Linderung von Beschwerden wird Aromatherapie genannt und gilt als eine Form der Pflanzenheilkunde.

Wenn Sie von leichten-frisch-blumigen oder schwer-sinnlich-betörenden Düften und deren Wirkung auf Ihren Allgemeinzustand begeistert sind, wird es Ihr Hund ebenfalls sein – Vorsicht ist allerdings bei der Dosierung geboten: Ihr Liebling riecht erstens „stereo" und zweitens rund eine Million mal besser als Sie. Damit sein Geruchssinn nicht überreizt wird, sollten Sie sparsam mit der jeweiligen Essenz umgehen. Bitte „beduften" Sie niemals direkt Ihr Tier. Sollte ihm der Geruch nicht angenehm sein kann es dann nämlich nicht ausweichen.

Ein Hund ist in der Lage, in einem riesigen Schwimmbecken voll Wasser einen halben Teelöffel Zucker zu erschnüffeln. Er hat unter anderem deshalb immer eine feuchte Nase, damit nicht der noch so winzigste Geruchsstoff verloren geht. Im Vergleich zum Menschen ist seine Nasenschleimhaut etwa 30-mal, das Hirnareal, das für das Riechen zuständig ist, ca. 40-mal größer. Vierbeiner können zusätzlich mit dem oberhalb der Mundhöhle befindlichen Jacobson-Organ, das nach seinem Wiederentdecker, dem dänischen Chirurgen Dr. Ludwig Lewin Jacobson benannt ist, Sexualduftstoffe wahrnehmen.

Allerdings können auch beim Menschen bei Überdosierung oder Unverträglichkeit Nebenwirkungen auftreten, beispielsweise Vergiftungserscheinungen oder allergische Reaktionen. Das Risiko ist aber stark reduziert, wenn man auch bei sich selbst die geringere „Hundedosis" anwendet – was sich ohnehin anbietet, genießt man die Aromatherapie zu zweit.

Achten Sie außerdem unbedingt auf beste Qualität beim Kauf des betreffenden Öls, es muss sich um ein rein pflanzliches Produkt mit einhundertprozentiger Reinheit handeln. Gewonnen wird das hochwertige Bio-Öl durch Destillation, Pressung oder Extraktion bestimmter Teile der Pflanze und Kräuter, etwa der Wurzel, Rinde, Blüten oder Blätter. Da diese Verfahren sehr aufwendig sind, werden die kleinen Fläschchen mit der wertvollen Essenz recht teuer verkauft, sind allerdings auch sehr ergiebig.

Am gängigsten sind bei der Aromatherapie die Methoden, die Luft mittels Duftlampe (durch die Wärme einer Kerze) oder Aromagerät (durch einen Ventilator) mit dem Geruch anzureichern, das Öl zum Massieren, Inhalieren oder als Badezusatz zu nutzen (die drei letztgenannten Anwendungen sind nur für Zweibeiner gedacht).

Die Duftstoffe können auf verschiedenste Arten auf den menschlichen und tierischen Körper wirken und auf den Zustand der Seele beziehungsweise des psychisch-emotionalen Bereiches Einfluss nehmen.

Qualitativ hochwertige Destillate

- steigern das Wohlbefinden und wirken beispielsweise stimulierend, aktivierend, entspannend/schlaffördernd oder stimmungsaufhellend.
- wirken antibiotisch und dienen der Prophylaxe und Behandlung leichter Infekte.
- heilen bei direktem Hautkontakt beispielsweise Warzen (Zitrone) oder Verbrennungen (Lavendel). Nur zur Anwendung für den Menschen gedacht!
- rufen verschiedene mitunter diffuse Eindrücke und Erinnerungen wach, die sich manifestieren können.
- versetzen bei gleichzeitigem Ruhemodus in einen meditativen Zustand, in dem man ausgezeichnet reflektieren und resümieren sowie sich auf Wesentliches besinnen kann.
- vertreiben im Sommer lästige Insekten.

Bereits vor vielen Tausenden Jahren wurden beispielsweise in Ägypten und Mesopotamien Pflanzenzeile geräuchert, um deren Duftstoffe freizusetzen (davon abgeleitet ist die Bezeichnung „Parfum" – lat. „per fumum" = durch den Rauch) und diese für gesundheitsfördernde sowie rituelle Zwecke zu verwenden. So berichtet etwa der römische Geschichtsschreiber Plinius der Ältere darüber, dass angesengte Minzblätter geschwenkt wurden, um Krankenräume zu desinfizieren. Da zu dieser Zeit Tiere die ständigen Begleiter der Menschen waren, kamen auch sie in den Genuss der frühen Aromatherapie.

Folgend die am häufigsten angewandten pflanzlichen Essenzen und ihre Wirkung (zur Verwendung in der Duftlampe oder im Aromagerät, geeignet für Hund und Halter):

- *Basilikum:* gegen Schlafstörungen, stimmungsaufhellend, stärkt Konzentration.

- *Bergamotte*: desinfizierend, stimmungsaufhellend, harmonisierend, stärkt Optimismus.
- *Brombeere*: blutreinigend, beugt Infekten vor, stimmungsaufhellend, erfrischend, regt die Kreativität an.
- *Eukalyptus:* desinfizierend, schleimlösend, stärkt Immunsystem, kräftigend, anregend, guter Insektenschutz, Anti-Rauch.
- *Fenchel:* krampflösend, potenzfördernd, aktivierend, energetisierend, vermittelt Geborgenheit.
- *Geranie:* entzündungshemmend, wundheilungsfördernd, gegen Schlafstörungen, stimmungsaufhellend, harmonisierend.
- *Jasmin:* wärmend, sinnlich, harmonisierend, beruhigend.
- *Kamille:* desinfizierend, wundheilungsfördernd, beruhigend, entspannend.
- *Lavendel*: desinfizierend, gegen Kreislaufstörungen, beruhigend, schlaffördernd, stimmungsaufhellend, Anti-Rauch.
- *Majoran:* gegen Nervosität, sensibilisierend, fördert Kreativität, appetitanregend.
- *Melisse:* gegen Migräne, Schlafstörungen und Nervosität, beruhigend, entspannend, stimmungsaufhellend.
- *Minze:* stark desinfizierend, energetisierend, anregend, belebend.
- *Nadelhölzer:* desinfizierend, durchblutungsfördernd, kräftigend, energetisierend.
- *Nelken:* desinfizierend, krampflösend, schmerzstillend, sinnlich, sexuell anregend.
- *Patchouli:* desinfizierend, luftreinigend, pflegend bei trockener Haut, entspannend („Urlaubs-Feeling"), erotisierend.
- *Rose:* gegen Nervosität, Stress und Verstimmungen, harmonisierend, sinnlich, vermittelt Geborgenheit.
- *Rosmarin:* blutdrucksteigernd, blutreinigend, schweißtreibend, anregend.
- *Salbei:* desinfizierend.
- *Sandelholz:* durchblutungsfördernd, krampflösend, regenerierend, aufbauend, besänftigend, beschützend.

- *Thymian*: desinfizierend, schützt Atemwege, kreislaufstärkend, hilft bei trockener Haut, wirkt gegen Verstimmungen, guter Insektenschutz.
- *Vanille*: wärmend, harmonisierend, entspannend, sinnlich, schmeichelnd.
- *Wacholderbeere:* desinfizierend, entschlackend, lindert rheumatische und arthritische Beschwerden.
- *Ylang-Ylang:* betörend, beruhigend, harmonisierend, exotisch, erotisch, sexuell anregend.
- *Zimt:* kreislaufanregend, krampflösend, sinnlich, aktivierend, entspannend, zentrierend.
- *Zitrusfrüchte/Zitronenmelisse/Lemongras:* desinfizierend, bringt Klarheit, stärkt Konzentration, harmonisierend, erfrischend, energetisierend, stimmungsaufhellend, vitalisierend, guter Insektenschutz.

Mit einem hochwertigen pflanzlichen „Trägeröl" (aus Mandel, Distel, Weizenkeim oder Jojoba) lässt sich ein qualitativ hervorragendes Lavendelöl selbst herstellen (zur Verwendung in der Duftlampe oder im Aromagerät, sowie als Badezusatz oder für die Massage): Sie zerreiben frische oder getrocknete Blüten, Zweige und Blätter der Pflanze zwischen den Handflächen, füllen sie locker in ein verschließbares Gefäß und gießen das gewählte „Trägeröl" dazu. Anschließend lassen Sie die Mischung für mindestens einen Monat an einem warmen Ort ziehen, wobei Sie das Gefäß täglich leicht schütteln. Nach Ablauf der Zeit filtern Sie den Inhalt des Glases durch ein sauberes Tuch in ein anderes sauberes Gefäß. Ihr selbstgemachtes Lavendelöl sollten Sie an einem kühlen und lichtgeschützten Ort lagern.

Massagen als Wohlfühl-Streicheln

Sollten Sie schon einmal eine Massage erhalten haben, wissen Sie, wie angenehm das Reiben, Kneten und Drücken in verschiedenster Intensität sein kann. Darüber hinaus dient die Anwendung dem Stressabbau, Muskelrelaxing und Abtransport von Schlacken, fördert außerdem die Durchblutung, entlastet und mobilisiert die Gelenke und stimuliert die natürlichen Selbstregulations- und -heilungsprozesse.

Und genau denselben Effekt erzielen Sie bei der Massage als Wohlfühl-Streicheln beim Hund, dessen Haare als Tastrezeptoren fungieren. Sie berühren Ihren Liebling dabei nicht nur körperlich, sondern verbinden sich dabei im Idealfall auch auf einer tiefen, emotionalen Ebene, auf der Liebe, Respekt und Geborgenheit vermittelt werden.

Die Hundemassage dauert etwa fünf Minuten und sollte sich zu einem kleinen Ritual zwischen Ihnen und Ihrem Vierbeiner entwickeln, auf das er sich garantiert rasch zu freuen beginnt. Er wird auch von Mal zu Mal ruhiger daliegen und die Zeit genießen, wenn er begriffen hat, wie gut ihm diese besonderen Streicheleinheiten tun.

Bevor es losgeht, schaffen Sie eine Wohlfühlatmosphäre: Beginnen Sie mit den Massagen zu einem Zeitpunkt, der in die Ruhephase Ihres Hundes fällt. Der Vierbeiner sollte gelöst sein und keinen vollen Magen haben. Fernseher, Telefon und andere ablenkende Faktoren sind während der Massage tabu.

Tipp: Probieren Sie folgende Griffe zuerst an Ihrem Partner/Ihrer Partnerin aus – erst wenn sie perfekt sitzen, garantiert keine Schmerzen verursachen oder unangenehmes Gefühl hinterlassen, wird der Vierbeiner behandelt (der nicht „Au“ schreien oder Ihnen auf die Finger klopfen kann).

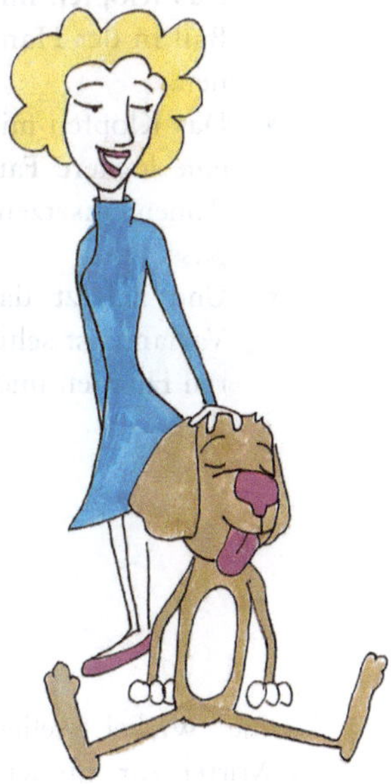

- *Schritt 1 – Kneten:* Es handelt sich dabei um eine der effizientesten Maßnahmen zur Beruhigung und Muskelentspannung. Je nach Körperstelle, die Sie bearbeiten, können Sie mit Zeige- und Mittelfinger „schleifen", oder mit überlappenden Daumen „schieben". Bei der ersten Variante ziehen Sie mit den beiden Fingern kleine, kreisende Schleifen. Beim „Schieben" beschreiben beide Daumen jeweils Halbkreise. Mit dieser Technik werden Rücken, Seitenpartien und Bauch des Vierbeiners sanft durchgeknetet.
- *Schritt 2 – Rollen:* Als Nächstes wenden Sie sich den Extremitäten Ihres Lieblings zu. Dort werden der Reihe nach einzelne Muskeln mit den Fingern isoliert und sanft hin und her gerollt. Sie können dabei diese Bereiche gezielt massieren und damit die Durchblutung fördern sowie den Dehnungszustand der Muskeln wirkungsvoll optimieren.
- *Schritt 3: Klopfen:* Zuletzt klopfen Sie den gesamten Hundekörper sachte ab, was belebend und durchblutungsfördernd wirkt. Bei dieser Technik existieren drei verschiedene Varianten:
    - Das Klopfen mit der hohlen Hand (als würden Sie einen Ball in der Hand halten), das Sie überall anwenden können.
    - Das Klopfen mit dem Ballen (während Sie mit der Hand eine lockere Faust machen) können Sie auf bemuskelten Zonen einsetzen, wobei der Druck der Muskeldicke angepasst wird.
    - Und zuletzt das Klopfen mit der Handkante – diese Variante ist sehr intensiv und sollte erstens nur bei größeren Hunden und zweitens sehr vorsichtig angewandt werden.

Warme Wickel

Warme Wickel stellen in der Naturheilkunde ein bewährtes Mittel zur Linderung von Krämpfen, Gelenkbeschwerden und Verspannungen dar und wirken außerdem schleimlösend und durchblutungsfördernd. Immer häufiger finden sie auch im Bereich Wellness Anwendung und werden dort zur Beruhigung, Vermittlung von Geborgenheit, Förderung der Ausgeglichenheit und Harmonie eingesetzt. Dabei spielt es keine Rolle, welcher Körperteil umwickelt wird, da es in erster Linie um das Wohlgefühl geht.

Für die Anwendung der warmen Wickel bereiten Sie einige glatte, weiche Tücher vor und erhitzen ein paar Liter Wasser. Sobald Badewassertemperatur erreicht ist, ziehen Sie den Topf von der Herdplatte, träufeln sparsam ein Aromaöl (zum Beispiel Bergamotte, Fenchel, Jasmin, Melisse, Rose, Sandelholz oder Vanille) in das Wasser, tränken damit die Tücher und wringen diese so stark aus, dass sie nicht mehr tropfen. Dann wickeln Sie die Textilien locker um den gewünschten Körperteil (zum Beispiel Mensch: Hals oder Oberkörper, Hund: Brust- oder Bauchbereich). Danach sollten Sie und Ihr Vierbeiner, zusammengekuschelt unter einer flauschigen Decke, etwa 30 Minuten ruhen, beziehungsweise so lange, bis der Wickel abgekühlt ist und sich unangenehm anfühlt. Und lachen Sie Ihren Hund danach bitte nicht aus, wenn durch die Feuchtigkeit aus dem glatten Langhaar ein Kraushaar geworden ist.

Achtung: Warme Wickel machen müde – Sie sollten nach dieser Anwendung keinesfalls Auto fahren und Ihr Liebling hat sicher keine Lust mehr auf eine Wanderung oder darauf, knifflige Aufgaben zu lösen, auch wenn er noch so aktiv, wissbegierig und intelligent ist.

Sind Mischlinge robuster und intelligenter als reinrassige Vierbeiner? Bei schätzungsweise 60 Prozent aller Hunde im deutschsprachigen Raum handelt es sich um Rassenmixe. Eine Studie der Veterinärmedizinischen Universität Wien ging dem Mythos vom gesünderen und klügeren Mischling nach, wofür über 5.300 Krankenakten von Rasse- und Mischlingshunden ausgewertet wurden. Das Fazit: Mischlinge werden älter als Rassehunde und seltener eingeschläfert und operiert. Eine geringere Chance auf verbreitete Erkrankungen bei Vierbeinern konnten die Wissenschaftler jedoch nicht nachweisen. Ebenso sind Mixe nicht automatisch klüger, charakterstärker oder braver: Meint die Natur es gut, erben die Welpen das Beste von beiden Elternteilen. Und genauso kann auch das Gegenteil der Fall sein.

Es existieren bereits zahlreiche Namen für diverse Designerdogs, etwa Labradoodle (Labrador und Pudel), Goldendoodle (Golden Retriever und Pudel), Yorki Poo (Yorkshire Terrier und Pudel), Schnoodle (Schnauzer und Pudel) sowie Boxador (Boxer und Labrador).

Jeder Halter eines Mischlings, der weiß, welche Rassen in dem Vierbeiner vermixt sind, kann seinen eigenen Namen für die Fantasierasse kreieren.

Almwellness

Die vitalisierende Wirkung von Heubädern wurde vor einigen Jahrhunderten von Südtiroler Bauern auf der Seiser Alm, der größten Hochalm Europas, entdeckt. Diese verwendeten die getrockneten Gräser und Wild- beziehungsweise Heilkräuter nicht nur als Futtermittel für ihre Tiere – die Heuvorräte in den Ställen dienten ihnen auch als Nachtlager, von dem sie sich am Morgen erholt und ausgeruht erhoben. Nach und nach entwickelte sich daraus der Brauch der Heubäder, der mittlerweile als Anwendung zur Steigerung des Wohlbefindens in alpinen oder ländlichen Wellnesshotels relativ weit verbreitet ist. Die entspannende, entschleunigende und zugleich vitalisierende Wirkung ist auf die ätherischen Öle zurückzuführen, die sich in den getrockneten Pflanzen befinden und am besten bei Temperaturen zwischen 40 und 70 Grad entwickeln. Üblicherweise liegt man beim Heubad zwischen 20 und 30 Minuten lang auf einer Liege und wird mit den getrockneten Gräsern und Kräutern bedeckt. Danach sollte man sich kurz warm abduschen, in eine Decke hüllen und ausruhen, damit der therapeutische Wellnesseffekt noch länger an-

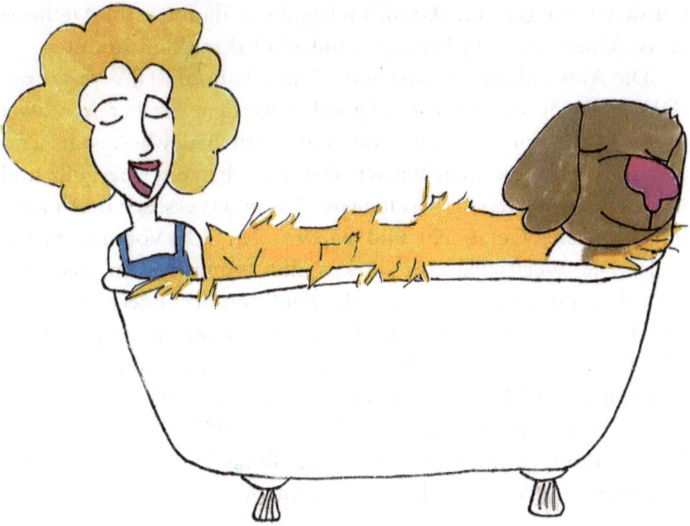

hält. Da auch diese Anwendung ermüdet, ist es ratsam, sie abends durchzuführen.

Fragen Sie doch einfach einen Bauern in Ihrer Umgebung, der auch ein Hotel betreibt, ob er Ihnen und Ihrem Hund ein Heubad ermöglichen kann.

DIY-Kneippkur

Die Kneippkur stellt eine weit verbreitete Behandlungsmethode dar, die sich die therapeutischen, gesundheitsfördernden und wohltuenden Eigenschaften des Wassers zunutze macht. Erfinder dieser Technik war der bayrische Priester Sebastian Kneipp (1821 – 1897), der 1849 an Tuberkulose erkrankte und von den Ärzten aufgegeben wurde. Nachdem er kurze Zeit später das Buch „Unterricht von der Heilkraft des frischen Wassers“ von Johann Siegmund Hahn entdeckt hatte, begann er täglich nahe der schwäbischen Stadt Dillingen kurz in der eiskalten Donau zu baden und wurde wieder gesund. Daraufhin begann er damit, seine Methode zu verfeinern und mit Erfolg an anderen Erkrankten zu testen.

Die Anwendung ist ganz einfach und kann im DIY-Verfahren (DIY = Do it yourself) durchgeführt werden. Sie bereiten zwei große Eimer vor und füllen den einen mit badewasserwarmem, den anderen mit kaltem Wasser. Dann tauchen Sie Ihre Füße und Unterschenkel zuerst etwas längere Zeit in das erste, danach kurz in das zweite Gefäß ein und wiederholen den Vorgang mehrmals. Die Wechselbänder stärken das Immunsystem und fördern die Blutzirkulation sowie die Funktion der inneren Organe. Am Ende der Prozedur wickeln Sie Ihre Füße in vorgewärmte Handtücher oder ziehen dicke Socken an. Davor können Sie die Haut noch mit Minz- oder Eukalyptusöl einreiben, das zusätzlich die Durchblutung anregt.

Und dann ist Ihr Vierbeiner an der Reihe, bei dem sie genauso vorgehen – nur ohne Socken und Aromaöl.

Wellenweise im Biorhythmus

Falls Sie es nicht ohnehin schon tun, probieren Sie einmal aus, einige Tage lang gemeinsam mit Ihrem vierbeinigen Liebling im Biorhythmus zu leben. Das bedeutet, Sie sehen anhand von drei sinusförmig verlaufenden Kurven (für körperliches, emotionales und geistiges Befinden) schon vorher, wann Sie hinsichtlich Ihrer Leistungsfähigkeit ein „Hoch“ und wann ein „Tief“ haben werden. Auch Sebastian Kneipp lebte nach diesen Zyklen und passte ihnen seinen Lebensstil an, um einen Zustand von Stabilität zu erreichen. Er vertrat die Meinung, dass sich bestimmte Zeitperioden nicht nur auf die Natur (Ebbe und Flut, Tag und Nacht etc.), sondern auch auf den Menschen, seine Verfassung und infolgedessen sein Wohlbefinden auswirken müssten.

Als Begründer der Biorhythmus-Theorie gilt der Arzt Wilhelm Fliess (1858–1928), der anhand der Krankengeschichten seiner Patienten übereinstimmende Rhythmen entdeckte. Ausgehend vom Tag der Geburt eines Lebewesens entwarf er je eine Kurve für dessen körperliche, emotionale und geistige Befindlichkeit. Diese schwingen in einer Periode von 23, 28 und 33 Tagen. In einem „Hoch" (aktive Phase) befindet man sich, wenn die Kurven den oberen Teil der Mittelachse (auch Nulllinie) erreicht, beim „Tief" (passive Phase) verlaufen die Kurven darunter. Als kritisch werden die Tage bezeichnet, bei denen eine Kurve auf die Mittelachse trifft.

Rechnet man den Biorhythmus anhand der drei verschiedenen Zyklen (23, 28 und 33 Tage) durch, dann haben die Kurven nach 21.252 Tagen (das ist im Alter von 58 Jahren, 2 Monaten und etwa 7 Tagen) den exakt gleichen Stand wie bei der Geburt des betreffenden Lebewesens. Wir fühlen uns zu diesem Zeitpunkt also theoretisch exakt wie an dem Tag, an dem wir das Licht der Welt erblickten.

Im Internet existieren zahlreiche Plattformen (etwa www.enjoyliving.at/home/goodies/biorhythmus-rechner.html), auf denen Sie sich Ihren Biorhythmus und den Ihres Hundes innerhalb weniger Sekunden gratis (kein Download erforderlich) ausrechnen lassen können – Sie sehen bei der Auswertung einen Zeitraum von etwa einer Woche (oder länger) vor und nach dem Tag der Eingabe. Es gibt sogar Seiten (beispielsweise www.biorhythmus-online.ch), auf welchen die Daten von zwei Lebewesen eingegeben werden können, um zu sehen, ob sie harmonisch in einem ähnlichen Rhythmus schwingen.

Berücksichtigen Sie die Auswertung und achten Sie auf Ihre Kurven (das Thema Diät hatten wir allerdings schon, jetzt geht es um Lebenskraft-Zyklen), belasten Sie sich und Ihren Hund während eines Tiefs oder einer kritischen Phase nicht mit schwierigen Aufgaben, sondern schaffen Sie Zeit zum Entspannen und Regenerieren.

Das Hunde-Entspannungs-Kommando: Wohlfühlzustände kann man mithilfe eines „inneren Ankers" tatsächlich „auf Befehl" herstellen – beim Menschen funktioniert das beispielsweise mit einem Geräusch oder einem Geruch (sanfte Musik, dem Duft nach Apfelstrudel aus Mamas Küche, …).

Beim Vierbeiner klappt's am einfachsten mit einem Signalwort, das zuerst aufgebaut werden muss, damit er es irgendwann mit seiner persönlichen Entspannung verknüpft.

Sie sprechen, sobald Ihr Liebling deutlich relaxed in seinem „Wellness-Bereich“ liegt, Ihren gewählten Begriff laut und deutlich aus (beispielsweise „Kuschel“). Schon bald ist der Hund auf dieses Wort konditioniert und entspannt automatisch, wenn er es hört.

Kraftplätze

Kraftplätze und deren Nutzung kennt man bisher fast ausschließlich im Zusammenhang mit der Wirkung auf die Menschen – doch was positiv fürs Frauchen und Herrchen ist, kann auch dem Hund nur guttun.

Der hektische Alltag, Mehrfachbelastungen, Leistungsdruck, ständige Erreichbarkeit und Zeitnot führen häufig dazu, dass man sich ausgelaugt, lustlos und überfordert fühlt. Auch das Immunsystem und der gesamte Organismus leiden mit der Zeit unter diesem Seelennegativum, sodass es an der Zeit ist, neue Kraft und Energie zu tanken – am besten in der Natur.

Es gibt in jedem Landschaftsraum, auch in Städten, bestimmte Resonanzpunkte für energetische Schwingungen. Es handelt sich dabei um natürliche Kraftplätze, die vorwiegend durch den Einfluss von Erdströmungen oder aufgrund jahrhundertealter Energiezentren an der Erdoberfläche entstanden sind. Diese Orte dienen in erster Linie allgemein zum Energie-Tanken und Entspannen, daneben haben die meisten aber zusätzlich eine ganz spezielle Qualität: So wirken die vorherrschenden Strahlungen etwa ermutigend, vitalisierend oder beruhigend. Kraftplätze sind Orte, wo lauter kleine Wunder wirken. Und wer sich immer wieder positiv auflädt, ist den Anforderungen des Alltags besser gewachsen, kann Belastungen eher standhalten und geht achtsamer mit sich um.

Die Hunde empfinden die jeweilige Wirkung intuitiv und reagieren meist sofort darauf, werden ruhiger, fröhlicher, braver ... je nachdem. Menschen müssen sich hingegen häufig erst sensibilisieren, um die Schwingungen wahrnehmen zu können.

Und auch wenn Sie selbst keine Lust auf die wohltuenden Energien haben oder sie nicht spüren – gönnen Sie Ihrem Vierbeiner hin und wieder eine kleine Wellnesseinheit in Form von Kraft aus der Erde.

Leider liegen nicht alle dieser Powerpoints an idyllischen Orten, da diese natürlichen Phänomene keinen Einfluss darauf haben, was der Mensch oberirdisch an der jeweiligen Stelle daraus macht – wirkungsvoll sind sie dennoch.

Die positiven Schwingungen, die auf Energielinien wirken, sind nicht immer sofort wahrnehmbar, sondern beeinflussen das Leben der Menschen meist unbemerkt und nachhaltig. Es ist ratsam, sich der Macht der städtischen Leylines (Kraftlinien) bewusst zu sein und zu versuchen, ihre Magie zu spüren, um Veränderung zum Guten herbeiführen zu können.

Selbstverständlich gibt es in jedem Land überall zahlreiche Kraftplätze mit unterschiedlichen Qualitäten, die bereits gelistet sind (dazu existieren einige Bücher und Seiten im Internet). Die können Sie mit Ihrem Vierbeiner aufsuchen und Ihre Kraft aktivieren.

Neben den bestimmten gibt es die allgemeinen Powerpoints, die von den Menschen schon vor Tausenden von Jahren erkannt und entsprechend markiert wurden, durch Holzpfähle, Menhire (= „langer Stein“, laienhaft auch Hinkelstein, wie Obelix einen auf dem Rücken trägt, genannt), Steinhaufen oder Tierfelle (Totems). Daraus erwuchsen später Steinkreise oder andere, meist geometrische angelegte, Bauwerke, in welchen weise Männer wie Druiden und Priester astronomischen Berechnungen durchführten. Und unter anderem jene Stellen, an welchen von unseren Vorfahren Wissen gespeichert und erweitert wurde, gelten noch heute als besonders starke Kraftplätze.

An den meisten dieser Orte werden die Menschen allerdings individuell verschieden reagieren, vor allem beim ersten Mal: Wo der eine die Schwingung beispielsweise als beruhigend und ausgleichend wahrnimmt, empfindet sie ein anderer als aufheiternd und schmerzlindernd, und ein dritter spürt lediglich ein „diffuses“ Wohlbehagen, das ihm etwa eine romantische Waldidylle vermittelt. Hunde fühlen als empathische Wesen dann meist ähnlich wie ihr Frauchen oder Herrchen. Letztlich wird sich die wahre Qualität des Powerpoints, unter Umständen ganz unbemerkt, aber durchsetzen.

Begeben Sie sich mit Ihrem Vierbeiner doch auf die Suche, um selbst solche Stellen zu entdecken und die Wirkung auf Ihren Körper und Geist sowie Ihre Seele zu definieren. Es kann sehr spannend sein, die Langzeitwirkung der vorherrschenden Schwingungen herauszufinden und danach bewusst zu nutzen.

Achtung: Nähern Sie sich jeder dieser Stellen mit Achtsamkeit und Respekt, atmen Sie die frische Luft ein und lauschen Sie den Stimmen der Natur. Lassen Sie den Alltag hinter sich und wenden Sie Ihre ganze Konzentration den Kraftplätzen zu.

Beispiele für Ihre Entdeckungsreise durch die Landschaft – als kleiner Wegweiser zum Auffinden von Orten mit positiver Energie, die vorwiegend an diesen Stellen zu finden sind:

- bei allen im Kreis, dreieckig beziehungsweise pyramidenförmig angeordneten Pilze, Pflanzen und Steingebilden. (Der Kreis stellt Einheit für das Absolute, Vollkommene und damit Göttliche dar, das Dreieck und die Pyramide symbolisieren die Vereinigung von Himmel, Erde und Mensch.) Diese Plätze vermitteln Geborgenheit und Wohlbefinden, gleichen Widersprüche aus und harmonisieren Empfindungen. Darüber hinaus schwächen sie schlechte Eigenschaften ab und verstärken die guten.
- in der Nähe von klarem oder bewegtem Wasser, an See- oder Flussufern, bei Bächen, Quellen und Wasserfällen. An diesen Orten findet eine Reinigung der Seele statt und man kann leichter als überall sonst mit seinen Gefühlen in Kontakt kommen.
- direkt bei alten Bäumen, die das Lebewesen unter seiner Krone erden und zugleich mit etwas Höherem verbinden (dazu später mehr). Sie spenden außerdem Ruhe, Trost und Entspannung.
- an ungewöhnlichen Felsformationen, die für Mut, Stärke und Heilung stehen.
- in Höhlen, die heilsam, verjüngend und aktivierend wirken.

- an Stellen mit besonderen Erdenergien (erkennbar an Wachstumsanomalien bei den Pflanzen, etwa verdrehte Baumstämme oder starke Triebbildung nahe dem Erdboden), an welchen Körper, Geist und Seele vitalisiert und gestärkt werden. Diese Orte sind nicht zum Meditieren und Ausruhen geeignet.
- am Fuß von hohen Bergen, wo man Einsicht, Klarheit und einen Überblick über die eigene Situation gewinnen kann.

Baumkuscheln

In grauer Vorzeit, als der Homo sapiens noch viel enger mit der Natur verbunden war, hat er vermutlich häufiger den (Körper-) Kontakt zu den pflanzlichen Wesen in seinem Lebensraum gesucht. Wann genau jedoch der moderne Mensch wieder damit anfing, Bäume zu umarmen, kann nicht festgestellt werden. Sicher ist, dass mittlerweile überall auf der Erde Menschen im Wald stehen, um sich an die belaubten oder nadeligen Riesen zu kuscheln. Darüber hinaus gibt es zahlreiche Initiativen, die den Körperkontakt zwischen Mensch und Baum fördern sollen, etwa das große Tree-Hugging des WWF, das am 14. Mai 2013 stattfand, bei dem sich fast tausend Deutsche im Essener Grugapark an die Pflanzen schmiegten und damit einen Weltrekord aufstellten.

Zum ersten Mal in der Geschichte historisch erwähnt wurde das Baumkuscheln im Jahr 1731 in Indien, wo eine Gemeinde versuchte, Bäume vor dem Fällen durch einen örtlichen Herrscher zu bewahren. Um sich gegen den Kahlschlag zu wehren, haben sie sich an den Bäumen festgeklammert und dabei sogar ihr Leben riskiert.

Ein Wald ist wie eine Parallelwelt – der Mensch betritt eine Oase der Ruhe, deren Stille nur unterbrochen wird von den Geräuschen der Tiere und dem sanften Rascheln, wenn sich ein Lufthauch in den Baumkronen verfängt oder durch die Sträucher saust. Verflogen sind Kummer und Sorgen, vergessen Stress und Hektik, sobald man diesen Ort betritt und dessen Atmosphäre entspannend auf den Körper, heilend auf die Seele und belebend auf den Geist wirken lässt.

Die hoch aufragenden Bäume sind mit ihren Wurzeln zwar „bodenständig“ und „geerdet“, scheinen aber andererseits mit ihren Kronen und Wipfeln direkt mit dem Himmel und damit auch mit dem Überirdischen in Kontakt zu stehen. In der Gesellschaft dieser Wesen und mit ihrer Hilfe kann der Mensch angeblich auf den Grund seiner Seele blicken.

Wenn Sie eine Beziehung zu den grünen Riesen aufbauen wollen, entweder nur körperlich, oder auch seelisch und geistig, umschlingen Sie ihren Stamm mit den Armen und pressen den Leib gegen ihre Rinde. Zugleich stellen Sie sich vor, wie der Stress aus Ihrem Körper in den Baum hineinfließt, in seine Wurzeln, wo er sich einfach auflöst, weil die Erde diesen Zustand nicht kennt und ihn daher beseitigt.

Bei dieser Verbindung, die während des Kontakts von Mensch und Baum entsteht, wechseln Energien den Besitzer – und so, wie der Baum das schädliche Kohlenstoffdioxid in lebenswichtigen Sauerstoff transformiert, absorbiert er negative Schwingungen, wandelt sie in positive Kraft um und stärkt Selbstvertrauen und Zuversicht. Darüber hinaus fungiert die Pflanze als Seelentröster, da sie Mut und Hoffnung spendet und letztlich zu einer klaren Sicht der Dinge verhilft.

Das Geheimnis des grünen Psychologen liegt vor allem in der Ausstrahlung einer makrokosmischen Ruhe, die vom Alltag und von der Umwelt belastete Menschen erdet. Nicht umsonst empfehlen die meisten Therapeuten ihren Patienten, die etwa am Burn-out-Syndrom oder an Depressionen leiden, sich möglichst oft in der Natur aufzuhalten (mehr dazu später).

Auch Hunde können unter Depressionen oder Burn-out leiden, laut diversen Studien sind sogar bereits um die 25 Prozent aller Vierbeiner davon betroffen. Neben genetisch bestimmten Prädispositionen können unter anderem

Schmerzen, unerkannte Krankheiten, Trauer über den Verlust eines nahestehenden Menschen oder Tieres, Wetterfühligkeit oder Alterserscheinungen zu den Verstimmungen führen. Ebenso zählen die Haltung auf zu engem Raum, falsche Trainingsmethoden oder Stress bei permanenter Überforderung und Leistungsdruck durch die Besitzer zu den Auslösern der psychischen Probleme. Anzeichen dafür sind eine verlangsamte Aktivität, Aggression, Müdigkeit, Nervosität (etwa permanentes Lecken von Körperstellen). Wird die psychische Erkrankung nicht erkannt und behandelt, können mit der Zeit körperliche Beschwerden hinzukommen: Magen-Darm-Probleme, Durchfall, Juckreiz, Inkontinenz oder geschwächtes Immunsystem.

Bei besonders stabilen feinstofflichen Brücken zwischen Mensch und Baum ist die Pflanze sogar in der Lage, nicht nur psychische, sondern auch physische Leiden sowie Schmerzen zu lindern. Man spricht dabei von der Erdheilung. Zusätzlich zum Kuscheln können Sie für eine noch effektivere Wirkung die entsprechenden pflanzlichen Produkte zu sich nehmen: Beispielsweise senkt ein Tee aus Lindenblüten das Fieber, der Extrakt aus Rosskastanienblättern stärkt die Venen, ein Getränk aus Buchenlaub hilft bei Kopfschmerzen, Gleichgewichtsstörungen und Nervosität, Birkensaft entschlackt und stärkt das Bindegewebe und das Kauen von Tannennadeln hilft gegen Infektionen.

Last, but not least sei der Wellness-Faktor erwähnt: Es macht nämlich einfach glücklich, durch den Wald zu laufen, die gute Luft einzuatmen und die Schönheit der Baumriesen zu bestaunen.

Ihren Hund können Sie das Baumkuscheln ganz einfach lehren: Stecken Sie ein kleines Leckerli in die Rinde – am besten so hoch, dass er sich aufrichten und seine Vorderpfoten an den Stamm legen muss.

Wellnessoase daheim: Feng Shui

Feng Shui (chinesisch „Wind und Wasser“) stellt eine asiatische Harmonielehre dar, nach der Menschen durch eine bewusste Gestaltung der Wohnräume im Einklang mit ihrer ständigen Umgebung leben sollen. Die Wurzeln des Feng Shui liegen im I Ging, dem „Buch der Wandlungen“, eine Sammlung von Zeichnungen und Sprüchen als ältester der klassischen chinesischen Texte überhaupt. Nach der traditionellen Vorstellung sollen mit der Harmonielehre „die Geister der Luft und des Wassers geneigt gemacht“ werden können. Ein zentrales Element von Feng Shui ist die Lebensenergie „Chi“.

Das Chi können Sie bei Ihrem Liebling mittels sanfter Akupressur aktivieren, und die Lebensenergie auf ihren Meridianen durch den Körper stimulieren. Beispielsweise zwischen fünf und sieben Uhr den Dickdarm, zwischen sieben und neun Uhr den Magen, zwischen elf und 13 Uhr das Herz, zwischen 17 und 19 Uhr die Nieren, zwischen ein und drei Uhr die Leber und zwischen drei und fünf Uhr die Lunge. Sie tasten zum jeweiligen Zeitpunkt etwa 15 Minuten lang mit leichten Druck die jeweiligen Meridiane ab: für den Dickdarm entlang der Schnauzenunterseite über die Brust zur linken Vorderpfote, für den Magen entlang der linken Körperhälfte (vom Ohr über die Brust, am Bauch entlang bis zu Hinterpfote), für das Herz entlang des rechten Vorderbeins bis zur Pfote, für die Nieren an der Brust und am Bauch entlang bis zur rechten Hinterpfote, für die Leber entlang der rechten Brust, über den Bauch bis zur rechten Hinterpfote und für die Lunge von der rechten Schulter ausgehend entlang des rechten Vorderbeins bis zur Pfote.

In China findet bereits bei der Planung von Bauobjekten eine auf der Weisheit von Feng Shui basierende Gestaltung statt. In Europa hingegen werden im Rahmen einer neue Raum-Harmonie-Lehre erst bei der Inneneinrichtung Elemente der traditionellen Feng-Shui-Grundideen berücksichtigt und häufig mit Kenntnissen aus der Geomantie („Weissagung aus der Erde“) vermischt. Man bezieht dabei Erkenntnisse aus den Bereichen Farbgestaltung, Positionierung von Einrichtungsgegenständen und Verwendung von Hilfsmitteln wie Windspiele, Edelsteine oder Stoffe mit ein. Mithilfe dieser Techniken soll das Chi in Wohnräumen zum Fließen gebracht und steuerbar gemacht werden. (Es darf weder zu schnell, noch zu langsam fließen und schon gar nicht stillstehen – das macht Mensch und Tier unruhig, stört bei längerer Dauer das Wohlbefinden und kann körperliche und seelische Beschwerden begünstigen oder auslösen.)

Die Grundregeln für optimales Wohnen und Wellness in den eigenen vier Wänden für Sie und Ihren Vierbeiner:

- Regelmäßig mit getrockneten Kräutern und Blüten räuchern (zur Wirkung siehe „Aromaöle"), um schlechte Energien zu beseitigen. Danach Luft mit Wohlfühldüften (ätherische Öle) anreichern.
- Nicht mit dem Rücken zur Türe sitzen oder liegen.
- Keinen Spiegel im Schlafzimmer montieren (die Chinesen glauben, die Seele des Schläfers würde in der Nacht aus dem Körper treten, sich bei ihrem Anblick im Spiegel erschrecken und davonfliegen). In anderen Räumen hingegen beleben Spiegel leere Bereiche.
- Keine Schmutzwäsche im Schlafzimmer deponieren, da diese verbrauchte Energie verströmt. Ebenso sollten keine unbenutzten, verbrauchten oder „toten" Gegenstände wie ungeliebte Geschenke, ausgelesene Bücher oder getrocknete Blumensträuße herumstehen.
- Dunkle Ecken beleuchten.
- Raumteiler und Paravents aufstellen und damit große Zimmer gemütlicher gestalten.
- Mineralien und Edelsteine auflegen, die als kleine Energiekraftwerke das Chi anziehen und verstärken.
- Zahlen (beispielsweise die Acht, die für Harmonie und Vollkommenheit steht) und Glückssymbole (Hufeisen, vierblättriger Klee, Schwein, ...) in den Räumen deponieren.
- Pflanzen vor den Fenstern aufstellen, die das Abwandern der Lebensenergie blockieren.
- Mobiles, Klang- oder Windspiele verhindern das Stagnieren des Chi und harmonisieren dessen Schwingungen.

- Bilder von Flüssen oder dem Ozean aufhängen oder Zimmerspringbrunnen in den Wohnräumen platzieren, da Wasser den Chi-Fluss anregt und außerdem für Fülle und Reichtum steht.
- Das Hundekörbchen zumindest mit einer Seite an die Wand stellen, wobei es sich keinesfalls im Durchzug befinden darf. Der Vierbeiner sollte dabei den ganzen Raum im Auge behalten können.
- Da Vierbeiner aufgeregt auf sich bewegende Objekte und farblich eher empfindlich auf Blau reagieren (Horror: blaue Mobiles), werden solche Gegenstände aus ihrem Blickfeld verbannt (außer während der Farbtherapie, mehr dazu später) – vom Körbchen aus, in dem sie zur Ruhe kommen sollen.
- Sämtliche Düfte so weit weg wie möglich vom bevorzugten Aufenthaltsort Ihres Lieblings stellen (das Geruchsumfeld des Hundes sollte die meiste Zeit über so neutral wie möglich gehalten werden – außer natürlich bei der Wellnesseinheit mit Aromaölen).
- Den geliebten Vierbeiner auf Naturfasern (Wolle, Baumwolle oder Tierfelle) schlummern lassen, auch wenn Kunststoffe leichter zu reinigen und pflegen sind.
- Das Hundekörbchen nicht in der Nähe von elektronischen und vor allem vibrierenden Geräten wie zum Beispiel dem Kühlschrank platzieren.

In Deutschland gibt es in der Stadt Strücklingen (Klosterstraße 9) eine Feng-Shui-Hundepension, eingerichtet in einem ehemaligen Bauernhof, in der Vierbeiner so harmonisch wie möglich auf die Rückkehr ihrer Menschen aus dem Urlaub warten. Sie hören Entspannungsmusik, sehen auf Pflanzen und auf bunte Wände. Abends ist das Licht gedämpft. Quadrate auf dem Boden sollen den Energiefluss im Raum optimieren, außerdem gibt es Buddha-Statuen und Bambus vor dem Freigehege.

Sozialkontakte: das Akzeptanz-Barometer

Wenn Menschen nicht ausreichend Sozialkontakte zu ihren Artgenossen pflegen, sich mit anderen austauschen, von ihnen lernen, sich an ihnen messen und von ihnen akzeptiert und gemocht werden, stagnieren sie in ihrer Entwicklung, vereinsamen nach einiger Zeit und verkümmern geistig und seelisch. Die Nähe anderer Menschen schafft Behaglichkeit, vermittelt Geborgenheit und stärkt das Selbstwertgefühl – ist somit ein wichtiger Aspekt von Wellness im Alltag.

Bei den Tieren ist es nicht anders, auch wenn Frauchen und Herrchen sich manchmal in dem Irrglauben befinden, sie allein würden ihren vierbeinigen Freunden als Spielgefährte, Kummerkasten sowie Streicheleinheiten- und Futterspender reichen. Doch das stimmt leider nicht: Hunde brauchen Kontakt zu Angehörigen ihrer Gattung – egal, ob sie diese ins Herz schließen, oder nicht ausstehen können.

Vor allem ein Welpe lernt beim Aufeinandertreffen mit anderen Vierbeinern (und anderen Individuen) Grenzen und Regeln im Zusammensein und Umgang mit seinen Artgenossen, die Menschen ihm nicht beibringen können (beispielsweise die Feinheiten der hundespezifischen Körpersprache), die er später beim Spazierengehen mit seinem Halter aber beherrschen muss. Außerdem schaut er sich von seinen älteren Kumpels so einiges ab, etwa der Rüde, wie man auf drei Beinen stehend Pipi macht. Und jeder Vierbeiner sollte die Erfahrung machen, von anderen Hunden akzeptiert zu werden und Freundschaften zu schließen, aber auch Abneigungen entwickeln zu dürfen. Findet diese „Sozialisierung" nicht statt, können sich Verhaltensstörungen, ungesunde Fixierungen auf den Halter und Unverträglichkeiten mit allen anderen Hunden, Tieren (und Menschen, abgesehen von seiner Bezugsperson) entwickeln.

Auf diese Art und Weise züchtet man kleine hysterische „Kläffer" heran: Werden diese ständig durch Hochheben vor anderen Vierbeinern in Sicherheit gebracht, lernen sie: Andere Hunde sind gefährlich, mein Mensch hat Angst und will mich beschützen. Und ich gifte den Feind auch noch an, damit er Leine zieht, und unterstütze damit Frauchen oder Herrchen.

Beim erwachsenen Hund kommt es vor, dass er außerhalb seines Heims auf liebenswerte Gleichgesinnte trifft, die er sofort ins Herz schließt, oder aber auf Leinenpöbler, Wichtigtuer oder Klugscheißer, die er auf Anhieb nicht ausstehen kann. Damit macht er genau dieselben Erfahrungen wie sein Halter beim Zusammentreffen mit seinen Mitmenschen.

Geben Sie Ihrem Welpen also die Chance, in entspannter Atmosphäre viele Artgenossen (und andere Individuen) kennenzulernen, von ihnen zu lernen und zu unterscheiden, wer Freund ist und wer „Feind". Bei Ihrem Liebling im schon fortgeschrittenen Lebensalter sorgen Sie dafür, dass er mit seiner Familienstruktur zufrieden ist, zusätzlich über einen kleinen, aber feinen vierbeinigen Freundeskreis verfügt und hin und wieder neue Vertreter seiner Spezies trifft. Bei Ihrem alten Tier ist schon alles klar, der kennt seine „Pappenheimer" und die genügen ihm auch. Alles andere ist viel zu anstrengend und kostet Nerven – überhaupt dann, wenn er auf junge Kraftprotze trifft, die ihn vor Übermut fast über den Haufen rennen, vor seinen trüben Augen ihre noch straffen Muskeln spielen lassen und jugendliche Potenz demonstrieren. Zumeist beschnuppert ein Oldie entgegenkommende Vierbeiner nur kurz und geht dann gemütlich seines Weges. Hin und wieder freut sich aber auch Ihr Seniorhund über neue Kontakte. Stellen Sie dabei aber bitte sicher, dass das Kennenlernen nicht allzu überschwänglich verläuft. Einige Senioren sind sensibel in der Rückengegend und schätzen es nicht, wenn die Jungspunde ihnen ins Kreuz springen.

Die erste Begegnung mit anderen Hunden (beispielsweise von Freunden oder dem potenziellen Partner) sollte am besten außerhalb der eigenen vier Wände stattfinden, damit das Territorialverhalten und die Verteidigung der eigenen Ressourcen (Halter, Körbchen, Spielzeug, Futternapf, ...) nicht mitspielen – am besten im Freien (im Idealfall ohne Leinen). Die Tiere dürfen in dieser neuen Situation nicht beunruhigt oder in die Enge getrieben werden, denn das würde das nächste Aufeinandertreffen nur erschweren.

Dies sind fünf Regeln für einen entspannten Erstkontakt zwischen Hunden (an der Leine):

- Sollte Ihr Liebling schon beim Anblick eines Artgenossen knurren, bellen, die Zähne fletschen, die Rute steif in die Höhe richten und/oder das Fell sträuben, wechseln Sie die Straßenseite. Aus diesen beiden Hunden werden garantiert keine Freunde. Hunde reagieren – nach Meinung so mancher halbprofessioneller Trainer – außerdem beim Aufeinandertreffen auf die Neigung der Rute (auch beim Wedeln: Hier ist die Seite, nach der sich der Schwanz vorwiegend biegt, ausschlaggebend): Zeigt sie eher nach links, könnte es besser laufen, zeigt sie häufiger nach rechts, ist der Hund gut aufgelegt und offen für das Kennenlernen. Es ist allerdings zweifelhaft, ob genügend Zeit bleibt mit einem kläffenden Hund an der Leine, um zu zählen „zwei links – drei rechts ...“. Verlassen Sie sich also besser nicht auf solche Halbweisheiten und weichen lieber gleich aus. Ähnlich wie bei der Wedelrichtungsanalyse wird angenommen, dass Hunde ihr großes Geschäft gern nach dem Magnetfeld in Nord-Süd-Richtung tätigen. Bilden Sie sich hierzu am besten selbst eine Meinung!
- Zögern Sie beim Anblick eines Halters mit freilaufendem Hund nicht, ihn zu bitten, das Tier anzuleinen – auch wenn er sagt: „Der tut nichts, der will nur spielen!“
- Stimmen Sie rechtzeitig (also vor dem Aufeinandertreffen der beiden Vierbeiner) mit der anderen Person ab, ob eine Kontaktaufnahme Ihres Hundes mit dem anderen überhaupt erwünscht ist.
- Handelt es sich um junge Hunde, wird ein Leinensalat kaum zu vermeiden sein. Von solchen Spielbedingungen kann kein Vierbeiner profitieren. So ein Zusammentreffen ist also zu vermeiden, wenn man die Tiere nicht frei laufen lassen kann.
- Erlauben Sie nicht, dass Sie Ihr Liebling in Richtung eines entgegenkommenden Hundes zerrt – auch dann nicht, wenn er dabei freudig wedelt. *Sie* geben die Bedingungen vor, und das muss Ihr Hund akzeptieren, denn nur dann sind Sie auch in kritischen Situationen Herr der Lage.

Alternative Anwendungen

Die Bandbreite der Wirkungen von alternativmedizinischen Maßnahmen beim Menschen kann nahezu direkt auf den Hund übertragen werden. Besonders bei chronischen Erkrankungen und psychischen Blockaden haben sich diese Methoden sehr bewährt. Egal ob hautpflegend, leicht schmerzstillend, entzündungshemmend, beruhigend, angstlösend, ausgleichend oder stimmungsaufhellend – die Natur hat weitaus mehr zu bieten, als vielen Menschen der schnelllebigen Gegenwart mit dominanter Pharmaindustrie bewusst ist. In schwierigen Lebenslagen wie zum Beispiel nach der Übersiedlung eines Tierheimhundes in sein neues Zuhause, nach schweren Operationen oder sogar in der Sterbebegleitung helfen alternative Methoden, Spannungen zu lösen und ergänzen damit schulmedizinische Ansätze auf optimale Weise. Welche Behandlung zum Einsatz kommt, ist individuell verschieden. Begeben Sie sich doch gemeinsam mit Ihrem Vierbeiner auf die Suche nach der für Sie beide idealen Unterstützung. Sie werden spüren und Ihr Tier wird Ihnen sehr deutlich zeigen, was Ihnen beiden guttut!

Selbstverständlich sollten in der Folge erwähnte Maßnahmen niemals ärztliche Beratungen oder Behandlungen ersetzen. Aber auch Tiermediziner sind zunehmend bereiter, alternative Anwendungen mit in die Therapie aufzunehmen.

Musiktherapie

Unabhängig von der Form der Ohren sind Hunde in der Lage, schwächste und weit entfernte Töne wahrzunehmen, auch solche mit extrem hoher Frequenz. Mit ihren beweglichen Lauschern können sie die Richtung der Geräusche perfekt lokalisieren.

Vierbeiner nehmen Schallwellen aus einer viermal größeren Entfernung wahr als Menschen.

Gut gewählte Klänge beeinflussen das Bewusstsein von Mensch und Tier. So geben zum Beispiel Kühe während der Beschallung mit Barockmusik mehr Milch, ein Musikstück von Händel stellte sich wiederum als besonders besänftigend für ängstliche Hunde heraus. Klassische Musik verlangsamt außerdem den Herzschlag und senkt den Blutdruck, darüber hinaus werden Stresshormone reduziert. Es entsteht ein Umfeld, das für Heilung und Entspannung wichtig ist. Weiter entspricht die Vibration der Musik dem natürlichen Seinszustand von Zwei- und Vierbeinern, die regelmäßige Rhythmen zum Leben benötigen. Untersuchungen in Tierheimen belegen, dass sehr gestresste Hunde nach einer langfristigen Therapie mit Entspannungsmusik deutlich weniger bellten und dauerhaft zur Ruhe kamen.

In Studien stellte sich heraus, dass klassische Musik mit Soloinstrumenten und langsameren Tempi den größten Entspannungseffekt zeigten. Popmusik, Heavy Metal und auch die menschliche Konversation schnitten deutlich schlechter ab. Einfache Tonfolgen sind für ängstliche Hunde besonders angenehm. Eigens für Haustiere ausgewählte Musik gibt es bereits im Handel zu erwerben.

Farb-/Lichttherapie

Über die Wirkung verschiedenster Farben auf den Gesundheitszustand wissen die Menschen schon seit Jahrtausenden Bescheid. Bereits die alten Ägypter kleideten erkrankte Menschen, je nach Art ihrer Beeinträchtigung, in bewusst ausgewählte Farben oder ließen sie in Farbräumen aufhalten. Rotes Licht lindert beispielsweise Verspannungen oder Rheumaschmerzen, blaues hilft bei akuten Entzündungen, Juckreiz, Nervosität oder Schlaflosigkeit, grünes wirkt schmerzlindernd bei akuter Bronchitis oder anderen Erkrankungen der Atemwege.

Eine Farbtherapie harmonisiert aber auch auf die Psyche und steigert das Wohlbefinden bei seelischen Störungen.

Und was für den Halter gut ist, kann in diesem Fall auch dem Hund nicht schaden, obwohl sich dessen Augen gravierend von jenen des Menschen unterscheiden.

Hundeaugen sind flacher als die des Menschen, was bedeutet, dass sich die Brennweite nicht so effizient verändern lässt und die Vierbeiner daher Probleme bei der Einschätzung von Entfernungen haben. Das Auflösungsvermögen ist außerdem nicht besonders hoch, wodurch das Sehvermögen der Vierbeiner auf große Entfernungen hin immer schlechter wird. Hunde können darüber hinaus bei abgedunkelter Beleuchtung mehr wahrnehmen als bei grellem Licht, und das dann sogar besser als Menschen. Sie besitzen außerdem ein größeres Gesichtsfeld als ihre Halter, sodass ihnen selbst aus den Augenwinkeln heraus nichts entgeht und sie sogar die kleinste Bewegung bemerken.

Nachdem sich Ihr Hund auch über eine bunte Umgebung freut und Sie jetzt über die Wirkung von Farben auf Körper und Gemüt Bescheid wissen, überdenken Sie doch die Farbe der Liegedecke Ihres Lieblings oder seines Hundegewandes. Eine blaue Liegedecke beispielsweise lindert Juckreiz und fördert den Schlaf, eine rote ist für Ihren rheumatischen Seniorhund bestens geeignet, eine orangefarbene fördert die Genesung nach einer Erkrankung.

Übrigens sind Hund nicht farbenblind, sie sehen Farben nur anders als Menschen: Grün ist für sie farblos und Rot wird in verschiedenen Grauabstufungen wahrgenommen. Blau hingegen erkennen sie sehr gut.

Laut einer Studie führt die Konsumation von (bewusst) entfärbten Lebensmitteln zu schwerwiegenden Magen-Darm-Störungen. Als die (menschlichen) Probanden zum Konsum von farbigen Lebensmitteln zurückkehrten, verschwanden die Probleme wieder. Die Wissenschaft belegt weiter, dass auch blinde Lebewesen Farbeffekte wahrnehmen, was mit der ausgestrahlten Energie und den Schwingungen zusammenhängen dürfte. So stieg beispielsweise ihre Körpertemperatur an, wenn sie sich in roten Räumen befanden, und sank bei blauer Wandbemalung.

Edelsteintherapie

Bereits seit der Antike wird Edelsteinen eine herausragende Wirkung auf die Psyche und emotionalen Empfindungen zugesprochen. Die Minerale können auch bei Tieren auf unterschiedliche Weise zum Einsatz kommen. Ausgelegt in der Nähe des Schlafplatzes, eingearbeitet in das Hundegeschirr oder zur Wasserbelebung. Bergkristall und Rosenquarz wird eine schmerzlindernde Wirkung zugesprochen, das Tigerauge wirkt anregend auf Körper und Psyche während der Amethyst eher zur Beruhigung dient. Und wenn Sie Ihrem Liebling ein Stück Gold ins Körbchen legen, verlangsamt das angeblich den Alterungsprozess.

Weitere Edelsteine und ihre Wirkung auf Mensch und Tier:

- *Achat:* hilft bei Insektenstichen und lindert Beschwerden im Mittelohr.
- *Aquamarin:* lindert Depressionen, lindert Hals- und Gliederschmerzen, stärkt Entscheidungsfähigkeit und Selbstbewusstsein.
- *Aventurin*: wirkt sich positiv bei Hautallergien aus und hebt die Stimmung.
- *Bernstein:* hilft bei Haut-, Muskel- und Knochenerkrankungen, lindert Depressionen.
- *Carneol:* kann Blutzuckerspiegel senken, fördert Durchblutung der Organe, verleiht Vitalität.
- *Citrin:* entgiftet, stärkt sensible Menschen.
- *Fluorit:* hat inspirierende Wirkung, fördert Aufnahmefähigkeit, reduziert Prüfungsangst.
- *Granat:* regelt den Blutdruck.
- *Hämatit:* sorgt für mehr Lebensfreude.

- *Jade:* fördert Harmonie und inneren Frieden.
- *Lapislazuli:* verleiht Einfallsreichtum.
- *Malachit:* verleiht Hoffnung, schenkt Zufriedenheit.
- *Mondstein:* reguliert Hormonhaushalt, fördert Ausgeglichenheit.
- *Onyx:* vermindert negative Einflüsse und wirkt wohltuend auf die Nerven.
- *Perlmutt:* wirkt positiv bei Muskelkrämpfen und rheumatisch bedingten Erkrankungen, vermittelt Selbstvertrauen.
- *Rauchquarz:* entschlackt den Körper, schenkt Lebenslust, hilft bei der Bewältigung von Trauer.
- *Rhodonit:* stärkt Lunge und Atemwege, verleiht Kraft für Veränderungen.
- *Turmalin:* Glücksstein.
- *Zinnober:* stärkt das Immunsystem, verhilft zu Veränderungen des Blickwinkels.

Aura Soma

Bei der Aura-Soma-Heilung kommen in hochwertigen Duftessenzen Inhaltsstoffe aus Pflanzen, Mineralien, Edelsteinen und Kristallen über ihre gemeinsamen Farben zur synergetischen Entfaltung ihrer Wirkkräfte. Die bunten essentiellen Öle, die auch geruchsneutral erhältlich sind, funktionieren als energetische Schwingungsmedizin ähnlich wie die Homöopathie. Erfunden wurde Aura Soma in den 1980er-Jahren von der blinden Engländerin Vicky Wall, die ihre Essenzen nach anfänglich ausschließlich kosmetischem Einsatz zu einem Therapiesystem weiterentwickelte.

In kleine Fläschchen abgefüllt, kann jede Mischung für ein anderes Heilungsgebiet zum Einsatz kommen. Ein bis zwei Tropfen auf die Hand geträufelt, verrieben und in die Nähe des Tieres gefächelt, kann es ihm zu mehr Ausgeglichenheit und Bewusstsein verhelfen. Selbstverständlich ist diese Anwendung auch für Menschen wohltuend, und so verwundert es nicht, dass Hund und

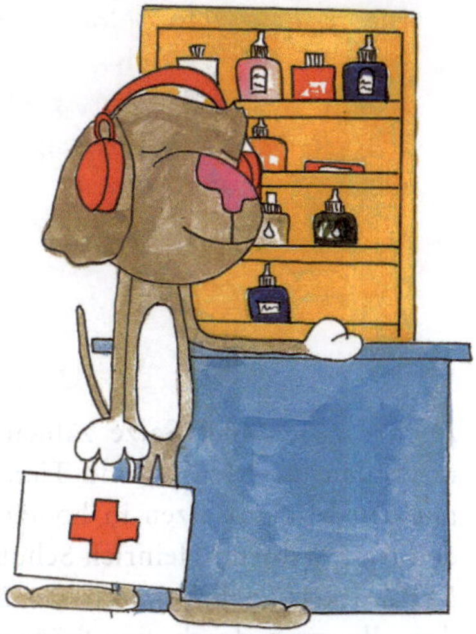

Halter sich häufig die gleichen Substanzen aussuchen.

Wie testen Sie aus, ob Ihr Hund zum Beispiel Aura Soma Orange gerade braucht? Öffnen Sie ein Fläschchen, fächeln Sie dem Tier ein wenig an Duft zu. Zeigt es sich interessiert und leckt sich vielleicht sogar freudig schmatzend die Lippen, ist es für Ihren Hund eine heilsame Substanz. Wendet es sich jedoch sofort ab, weicht zurück oder niest sogar, wenden Sie diese Kombination in diesem Moment nicht an.

Blütenessenzen

Diese Art der Behandlung hat sich, insbesondere bei psychischen Problemen, bewährt. Nicht nur im Akutfall, sondern auch zur Vorbeugung ist die Verabreichung dieser Essenzen zu empfehlen. Eine Art dieser Therapie sind die Bachblüten, entwickelt in den 1930er-Jahren von dem britischen Mediziner Edward Bach. Die heute noch an den ehemals festgesetzten Standorten gesammelten und danach in Wasser eingelegten Blüten werden in die Sonne gestellt, um ihre Wirkung frei entfalten zu können. Danach mengt man Alkohol bei, um die Pflanzen zu konservieren. Nach Bach gibt es 38 Blütenessenzen, die auf verschiedenste Arten auf den Organismus Einfluss nehmen. Die Bachblütentropfen für Hunde kann man ohne Alkohol anfertigen lassen. Neben Bachblüten gibt es aber noch eine Vielzahl anderer wirksamer Substanzen. Schmetterlingsessenzen oder Australische Buschblüten sind nur zwei davon.

Die sogenannten „Notfalltropfen" von Dr. Bach sind ein Mix aus fünf Blüten und sollten in keiner Hausapotheke fehlen. Bei großem Stress, etwa zu Silvester, nach Unfällen, Schockerlebnissen wie beispielsweise Insektenstichen können sie unterstützend wirken.

Schüßler Salze

Auch die Schüßler Salze zählen zu den sanften Anwendungsmethoden für Mensch und Tier. Die „biochemische Heilweise" mit den Mineralsalzen in homöopathischer Dosierung geht auf den Arzt Wilhelm Heinrich Schüßler zurück. Der Mediziner war Mitte des 19. Jahrhunderts der Meinung, Krankheiten entstünden allgemein durch eine Störung des Mineralhaushalts in den Körperzellen, der man mit der Gabe von Salzen entgegenwirken kann.

Auch bei Hunden funktioniert die Therapie nach Schüßler ausgezeichnet, da die Salze aufgrund ihres leicht süßlichen Geschmacks von den Vierbeinern gerne angenommen werden. So wirken beispielsweise bei Stress die Salze Nummer 2, 3, 5, 7, 11, 16 und 27, bei Angst 5 und 22, bei depressiven Verstimmungen 5, 6, 7 und 11, bei Durchfall 3, 5, 8, 10, 13, 14, 19, 23 und 24, bei Aggressivität 1, 3, 6, 7, 11 und 27, bei Appetitlosigkeit 8, 15 und 22 sowie bei Entzündungen 1, 3 und 4 (siehe auch www.schuessler-salze-hunde.de/anwendungsgebiete).

Blutegel

Im Rahmen der Schmerztherapie bei Mensch und Hund können diese saugenden Tierchen große Erfolge erzielen, wenn es darum geht, durch Gelenkerkrankungen verursachte Schmerzen zu lindern. Sprechen Sie über mögliche Einsätze dieser Therapie bitte mit Ihrem Tierarzt.

Effektive Mikroorganismen

Bei EM handelt es sich vorwiegend um fünf Arten: Michsäurebakterien, Hefen, Photosynthese-Bakterien, Aktinomyzeten und fermentaktive Pilzarten. Die verschiedenen Bakterienstämme ergänzen sich gegenseitig und gleichen das Milieu im Körperinneren aus. In der Hundehaltung helfen EM in verschiedensten Bereichen: als Steine auf Halsketten gewickelt dienen sie als Zeckenschutz, Liegeplätze und Wassernäpfe können mit ihren Energien bereichert werden, sie unterstützen bei Haut- und Fellpflege und können auch durch die Nahrung aufgenommen werden (viele hilfreiche Tipps unter „EM Anwendungen“ auf www.em-sanierung.de).

Reiki

Reiki ist eine seit über 2.500 Jahren angewandte Heilmethode. Durch Handauflegen (mit und ohne Berührung) leitet der Behandler die universelle Lebensenergie (= Reiki) an Ihren Liebling weiter. Das Tier nimmt sich gerade so viel davon, wie es braucht. Insbesondere bei Hunden aus dem Tierschutzheim hat sich diese Methode sehr bewährt. Diese Vorgehensweise unterstützt den Vierbeiner dabei, Blockaden zu lösen und sorgt für körperliche wie seelische Ausgeglichenheit. Die Selbstheilungskräfte und das Immunsystem werden aktiviert, Schmerzen gelindert. Eine wertvolle Behandlung für den Stressabbau, die Ruhe und Gelassenheit bringt.

Tierkommunikation

Wie bei Reiki stimmt sich der Behandler auf die individuelle Schwingung ein, um mit dem Vierbeiner kommunizieren zu können. Benötigt wird hierfür entweder die Anwesenheit des Hundes oder auch nur sein Foto. Die anschließende telepathische Kontaktaufnahme und anschließende Weiterleitung des Ergebnisses an Sie ermöglicht es Ihnen, Antworten auf bestimmte Fragen zu erhalten. So erfahren Sie beispielsweise, woran es Ihrem Liebling mangelt, was ihm auf die Nerven geht, warum er Besucher anknurrt, ...

Organetik

Menschen und Tiere übernehmen häufig ungünstige Schwingungen aus ihrem Umfeld. Mit Hilfe der Organetik werden belastende Frequenzen und sogenannte Disharmonien ausgeleitet, womit man die Basis für mehr Wohlbefinden und Vitalität schafft. So ist es beispielsweise möglich, Unverträglichkeiten und Allergien, Schlafplatzstörungen und andere belastende Umstände zu identifizieren.

Mittels eines Pendels und einer Organetik-Röhre leitet der Behandler negative Schwingungen aus dem Körper und verhilft somit (völlig unspektakulär und schmerzfrei) zu mehr Wohlbefinden und Gesundheit. Besonders zu empfehlen ist diese Methode für allergiegeplagte Menschen und Tiere (www.organetik-wien.at).

Über weitere alternative Anwendungen, etwa Bioresonanztherapie, TCM, japanisches Heilströmen, Magnetfeldtherapie oder Kinesiologie, informieren Sie sich bitte bei Ihrem Tierarzt.

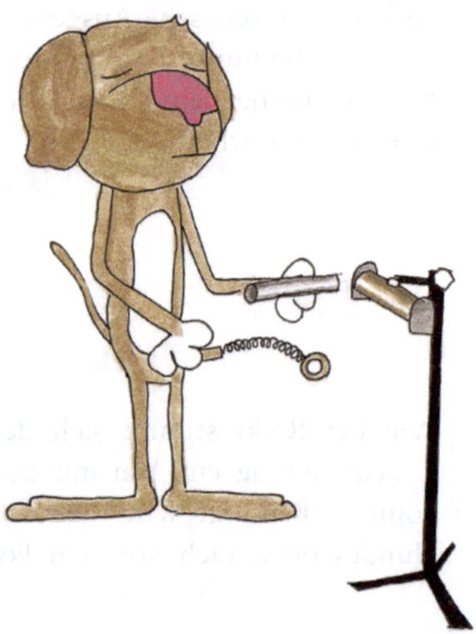

Wellnessurlaub für Zwei- und Vierbeiner

Um mal einen größeren Abstand zu den Alltagssorgen und dem Berufsstress zu bekommen, bietet sich ein Entspannungsurlaub an, den Sie vielleicht mit Ihrem Partner, mit Ihrer ganzen Familie oder mit der Freundin verbringen. Wenn Sie einen Hund haben, kann der problemlos mit auf Reisen gehen, da in mittlerweile sehr vielen der urigen Landgasthöfe mit Übernachtungsmöglichkeit, gemütlichen Pensionen und auch größeren Hotels Tiere herzlich willkommen sind.

Sollten Sie gemeinsam mit Ihrem Vierbeiner einen Wellnessurlaub planen, wird die Sache schon ein wenig kniffliger. Hunde stellen zwar in vielen Unterkünften gern gesehene Gäste dar, doch in deren Angebotspalette befinden sich keinerlei eigene Wellness-Anwendungen für Ihren haarigen Begleiter.

Dieses Problem lässt sich auf zweierlei Arten lösen:

- Sie selbst sorgen in der von Ihnen gewählten Unterkunft für das richtige Wohlfühlprogramm (siehe Tipps bei „Sinn-voll genießen“) für sich und Ihren Vierbeiner. Darüber hinaus können Sie gerade in kleineren Domizilen wie einem Landgasthof die Wirtsleute durchaus in Ihren Plan, was die Unternehmungen außerhalb des Zimmers betrifft, miteinbeziehen und beispielsweise um ein Heubad (falls das dort angeboten wird) für sich und Ihren Vierbeiner bitten.
- Sie wählen eine Herberge, die bereits Wellness für Vierbeiner anbietet. Viele gibt es davon noch nicht, aber mit etwas Geduld werden Sie im Internet oder Tourismusbüro fündig. Ein Beispiel dafür ist das Bergresort Seefeld in Tirol: Hinter dem Vier-Stern-Hotel (in dem ein eigener Tierarzt für alle Eventualitäten gerüstet ist und immer bereitsteht) gibt es eine Hundespielwiese mit eingezäuntem Spiel- und Tobe-Bereich inklusive kleinem Agility-Parcours (im Sommer), Hundebadeteich, Hundehütte und Sitzgelegenheiten für Frauchen und Herrchen. Durch die Tiroler Landschaft marschieren Sie mit Ihrem Vierbeiner an

der Leine auf zahlreichen idyllischen Spazierwegen, und im Winter gibt es sogar eine 1,5 Kilometer lange Hundeloipe. An der Hausbar des Resorts wartet abends ein Hunde-Menü mit frisch zubereiteten Spezialitäten auf Ihren Liebling.

Besonders positiv hervorzuheben ist auch das Hotel Larimar in Stegersbach (www.larimarhotel.at). Zimmer, die zum Wohlfühlen einladen, eine eigene Hundedusche im separaten Eingang für Gäste mit Hund, ein Naturbadeteich im Sommer und vieles mehr lassen das Hundeherz dort höher schlagen.

Training

Augen auf: So erkennen Sie, ob Trainer und Ausrüstung passen

Vielleicht gehören Sie zu den glücklichen Hundebesitzern, die einen alltagstauglichen und superbraven Vierbeiner haben. Gratulation! Aber benötigt Ihr Liebling deshalb kein Training (früher „abrichten" genannt)? Oh doch, er benötigt!

Training dient nämlich nicht nur dazu, unerwünschtes Verhalten zu vermeiden beziehungsweise dem Vierbeiner etwas an- oder abzugewöhnen, sondern auch dazu, ihm sinnvolle Alternativen aufzuzeigen. Darüber hinaus soll es die Bindung zwischen Mensch und Tier festigen und dazu beitragen, dass Hund und Halter sich gegenseitig einschätzen und verstehen lernen. Immerhin treffen hier zwei unterschiedliche Spezies aufeinander.

Stellen Sie sich vor, ein Marsmännchen würde auf marsianisch zu Ihnen sagen: „kfjksdjfks". Wüssten Sie, dass er Ihnen ein Kompliment für Ihre schicke Frisur macht? Natürlich nicht. Hunde müssen erst lernen, Menschen zu verstehen – und umgekehrt. Während bei Zweibeinern die gesprochene Sprache das bevorzugte Mittel zur Kommunikation darstellt, sind es beim Vierbeiner Körpersprache beziehungsweise Zeigegesten. Das heißt: Es gilt die Herausforderung anzunehmen, etwas weniger Laut zu geben und dafür mehr zu gestikulieren.

Zusätzlich bieten Sie Ihrem Hund durch das Training auch Spiel, Spaß und Spannung. Hunde wollen – genau wie Menschen – einer Beschäftigung nachgehen, die ihnen Freude bereitet und ihren Talenten entspricht.

Training beginnt niemals dort, wo Spiel endet, denn auch Lernen darf spielerisch geschehen und Spaß machen.

Säulen guten Hundetrainings:
- Ursache des störenden Verhaltens finden
- Alternativen einüben
- Ziele genau definieren
- Bedürfnisse des Hundes befriedigen
- den Hund lesen lernen (Körpersprache)
- Ruhe im Umgang mit dem Hund üben
- klare Strukturen vorgeben und Sicherheit vermitteln
- Führung übernehmen
- Motivieren
- Freude am Training haben

Was macht einen guten Hundetrainer aus (Checkliste)

- Gruppenstunden sind mit maximal fünf Hunden (pro Trainer) belegt, die Hunde passen in Ausbildungsstand, Rasse, Temperament und Alter gut zusammen, ein Erstgespräch hat stattgefunden.
- Die Philosophie der Hundeschule wurde erklärt, man war bereit, auf Fragen einzugehen.
- Hund und Halter fühlen sich wohl, es wird individuell auf beide eingegangen.
- Es wird mit positiver Verstärkung (Belohnung durch Futter, Spielzeug oder über andere motivierende Wege) gearbeitet.
- Der Trainer erkennt Überforderung beziehungsweise Stress (bei Mensch und Hund) und reagiert darauf angemessen (zum Beispiel mit Abstandvergrößerung oder Trennung von Hunden, die einander nicht sympathisch sind, oder Trennung von Welpen, die zu wild spielen).
- Der Trainer ist dazu bereit, in speziellen Fällen einen Hausbesuch abzuhalten.
- Der Trainer verfügt über eine entsprechende Ausbildung (mit Abschluss und Diplom, das er vorweisen kann), drückt sich verständlich aus und erklärt gut.

- Die angewandten Methoden sind tierschutzkonform und auf dem neuesten Stand der Wissenschaft (der Trainer bildet sich laufend weiter).
- Die Trainingseinheiten sind dem Lernniveau, der Auffassungsgabe sowie der Kondition und Aufnahmebereitschaft von Hund und Halter optimal angepasst.
- Angst, Schmerz und Unsicherheiten werden in jedem Fall bei Mensch und Tier vermieden, auf den Einsatz von tierschutzwidrigen Methoden (zum Beispiel Würgehalsbänder, Schreien, Drohen, Bedrängen und andere) wird komplett verzichtet.
- Das Ablegen von Prüfungen wird bei Interesse angeboten aber niemals jemandem aufgezwungen.
- Enge Familienmitglieder und im Familienverband mit dem Hund lebende Personen dürfen am Training teilnehmen.

Die richtige Trainingsausrüstung

Die Diskussion, ob Brustgeschirr oder Halsband, wird leider immer noch ausgefochten. Vermeintliche Argumente wie „Brustgeschirre sind nur für faule Hundehalter“ oder „Mit einem Halsband geht der Hund schöner an der Leine“ sind keine Seltenheit. Es gibt jedoch zahlreiche (wissenschaftlich belegte) Fakten, die für den Einsatz eines (gut sitzenden) Brustgeschirres anstelle eines Halsbandes sprechen.

- Durch die Schonung der Halswirbelsäule kann es nicht zu Bandscheibenverschiebungen kommen wie bei einem durchgeführten Ruck am Halsband.
- Es kommt nicht zu Kehlkopfquetschungen, Schilddrüsenrissen, Mandelentzündungen, Kopfschmerzen, Sehstörungen und Augeninnendruckerhöhungen, die durch das Ziehen am Halsband unter Umständen ausgelöst werden.
- Verhaltensauffälligkeiten wie extremes Ziehen an der Leine sowie „Leinenaggression“ können vermieden beziehungsweise behoben werden.

- Ganz generell bietet ein Brustgeschirr weitaus mehr Sicherheit als ein Halsband, da man das Tier aus Gefahrensituationen am Geschirr schneller entfernen kann.

Das passende Geschirr, zu dem eine leichte, angenehm in der Hand liegende und mindestens drei Meter lange Leine empfohlen wird, sollte

- aus möglichst leichtem, nicht einschneidendem Material bestehen.
- weder im Brustbereich noch hinter den Achseln einschneiden oder drücken (hinter den Vorderbeinen ist eine Handbreit Abstand zum Bauchgurt).
- gut waschbar sein.
- über haltbare Verschlüsse verfügen (die Funktionalität muss regelmäßig überprüft werden).
- einen unterlegten Haken zur Befestigung der Leine besitzen, sodass der Karabiner nicht den Hunderücken berührt.

Wie Hunde lernen und was sie glücklich macht

Auch Hunde lernen rund um die Uhr. Verschiedenste Reize strömen durch die Sinne zum Hirn der Vierbeiner und verfestigen sich umso stärker, je öfter sie geboten werden. Der Tierorganismus stuft Erfahrungen, die oft gemacht werden, nämlich als besonders wertvoll ein.

Beim Training sieht das so aus: Bekommt Ihr Liebling nach jedem Klickgeräusch ein Leckerli, verbindet er mit dem Geräusch die Ankündigung von etwas Positivem. Danach werden Zuverlässigkeit und Tempo sukzessive erhöht, bis Ihr Vierbeiner konditioniert ist.

Die Bezeichnung Pawlowscher Hund bezieht sich auf ein empirisches Experiment des russischen Wissenschaftlers Iwan Petrowitsch Pawlow (1849–1936) zum Nachweis der klassischen Konditionierung. Es handelt sich dabei um eine behavioristische (vom Verhalten abgeleitete) Lerntheorie, die besagt, dass einer angeborenen unbedingten Reaktion, durch Lernen eine neue bedingte Reaktion hinzugefügt werden kann. Die Techniken werden beispielsweise angewandt, um sinnvolles Verhalten an- und Ängste, Zwangshandlungen oder Neurosen abzutrainieren.

Und so funktioniert's: Den größten Lernerfolg erreicht man, wenn
- viele Wiederholungen geboten werden.
- Verhalten und Konsequenz (zum Beispiel ein Hinsetzen des Hundes und die Gabe des Leckerlies) maximal 0,5 Sekunden auseinander liegen.
- Der Mensch klar und transparent in seiner Kommunikation ist (mit stärkerem Einsatz der Körpersprache als der Stimme).
- die Übungen abwechslungsreich gestaltet werden.
- Lernen mit positiven Emotionen (Freude, Stolz, ...) verknüpft wird.

Ob Ihr Hund motiviert ist und freudig Signale ausführt, hängt zu einem sehr großen Teil auch davon ab, ob sich das Tier sicher fühlt und ihm das Training Freude bereitet.

Hunde können passiv aber auch aktiv lernen.

Beispiel für passives Lernen: Locken Sie den Hund mit Leckerlis bei jedem Schritt durch Ihre Beine. Läuft das Tier wie von Ihnen gewünscht, bekommt es die Belohnung aus der Hand.

Beispiel für aktives Lernen: Sie stellen sich die Beine hüftbreit auseinander vor Ihren Liebling. Jede Annäherung Ihres Hundes zu Ihren Beinen wird durch ein Lob und ein griffbereites Leckerli bestätigt – zuerst jeder Schritt in Richtung Beine, danach nur noch loben, wenn Ihr Tier dem Beinabstand näher kommt, und schließlich nur noch dann, wenn das Tier durch den Beinabstand schlüpft. Ihr Hund beginnt nun auszuprobieren, was Sie wirklich von ihm wollen und wird lernen, dass es darum geht, sich zwischen Ihren Beinen durchzuschlängeln. Verhalten, das Sie nicht sehen wollen, wird einfach nicht belohnt, gewünschtes dafür bestätigt.

Lernprozesse können zu jeder Zeit stark beeinflusst werden. Beginnen Sie jede neue Übung ausschließlich in ablenkungsarmer Umgebung. Um zu begreifen, braucht Ihr Tier zunächst Ruhe und muss sich wohlfühlen dürfen. Wer gestresst ist, kann sich nicht konzentrieren, wer ständig abgelenkt wird, ebenfalls nicht. Berührungen wie stupsen, hinunterdrücken oder am Kopf tätscheln sind daher unangebracht. Menschen können auch keine Höchstleistungen erbringen, wenn ständig jemand an ihnen herumfummelt. Genauso wenig zuträglich ist es aber auch, wenn Sie nach jeder gut geglückten Übung in lautes Jubelgeschrei ausbrechen oder Ihr Tier unaufhörlich mit hochfrequenter Stimme beschallen. Für eine optimale Lernerfahrung ist es wichtig, dass Ihr Hund weder zu müde oder gestresst noch zu aufgedreht oder hibbelig ist. Ebenso ist es unerlässlich, dass die Übungen den Fähigkeiten Ihres Hundes angepasst sind. Für das Flow-Erleben, also das völlig freudige Aufgehen in einer Tätigkeit, muss der Schwierigkeitsgrad einer Tätigkeit den eigenen Fähigkeiten entsprechen. Nur so können sowohl Über- als auch Unterforderung vermieden und ein nachhaltiger Erfolg erzielt werden.

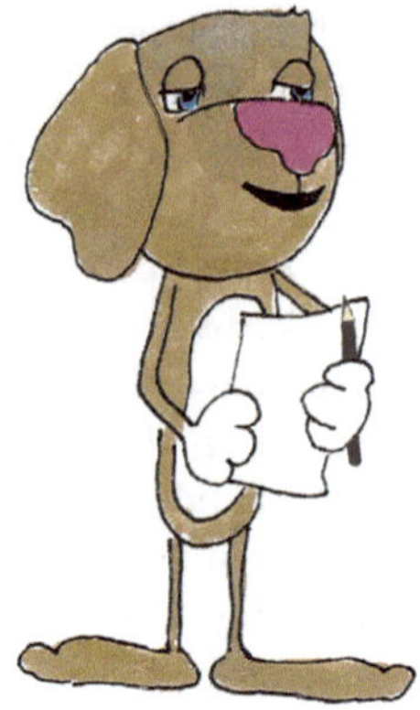

Checkliste: Beantworten Sie die Fragen, bevor Sie mit einer Übung beginnen:

- Kann in Ruhe und ohne Ablenkung gelernt werden?
- Sind Sie beide in guter Stimmung und haben keinen Zeitdruck?
- Sind die hündischen Bedürfnisse gedeckt (ist Ihr Tier satt, ausgeschlafen, gesund, friert nicht, ...) und Ihre ebenso (sind Sie satt, ausgeschlafen, frieren nicht, ...)?
- Sind weiche, klein geschnittene Leckerlis griffbereit?
- Sind die Leckerlis ohne Geräusche rasch zugänglich (zum Beispiel in einem Waschlappen in der Jackentasche verstaut, anstatt in einer raschelnden Papier- oder Plastiktüte)?
- Haben Sie das Zielbild, also was Ihr Hund genau lernen soll, klar definiert und vor Augen? (Zum Beispiel Männchen machen: Gewicht auf die Hinterbeine verlegen, zum Absitzen kommen, beide Vorderpfoten vom Boden abheben und in dieser Position für zwei Sekunden balancierend verharren).

Sollten Sie in Sorge sein, dass Ihr Liebling durch zu viele Leckerlis zu dick wird, oder nicht mehr folgt, sobald Sie nichts Fressbares mehr mitführen, können Sie beruhigt sein. Jedes neue Verhalten wird Ihrem Hund erstmal schmackhaft gemacht. Sie belohnen daher zu Beginn immer, also bei jedem erfolgreichen Trainingsschritt. Sobald der Hund verstanden hat, worum es geht, kann auf eine variable Belohnung wie eine Streicheleinheit oder Lob umgestellt werden, um damit die Leistungen Ihres Tieres zu würdigen. Es wird letztlich nur noch hin und wieder ein Leckerli gezückt.

Das Markersignal

Verhalten, das sich lohnt, wird von Hunden öfter gezeigt. So einfach ist das. Wie signalisiere ich meinem Hund aber nun, welches Verhalten das erfolgsversprechende ist?

Punktgenaues Belohnen ist anfangs eine große Herausforderung für den Hundehalter und erfordert Übung. Das sogenannte Markersignal markiert eine bestimmte Verhaltenssequenz (wie zum Beispiel das Platzieren des Hundehinterteils auf dem Boden bei der Übung „Sitz"). In genau dem Moment, in dem das Gesäß des Hundes den Boden berührt, kommt das Signal, das von einem Klicker ausgelöst oder als Wort „Klick" gesprochen wird. Wichtig ist, dass spätestens eine Sekunde danach eine Belohnung erfolgt. Das Signal kündigt also eine für den Hund wertvolle Sache (Futter, Spielzeug, ...) an.

Timing ist im Hundetraining Gold wert. Üben Sie Ihre Schnelligkeit, indem Sie einen kleinen Ball nehmen, ihn auf den Boden aufprallen lassen, und jedes Mal, wenn der Ball den Boden berührt, mit dem von Ihnen gewählten Signal markieren. Um den Ablauf noch zu perfektionieren, können Sie sich dabei auch filmen lassen. Beim Abspielen in Slow-Motion werden Sie feststellen, dass diese Übung gar nicht so einfach ist. Bleiben Sie dran – Training macht den Meister.

Zum Einüben des Markersignals benötigen Sie
- viele klein geschnittene Leckereien,
- Ihr gewähltes Markersignal (Klicker, oder „Klick", „Ja", ...),
- eine ablenkungsarme Umgebung,
- Ihren Hund in unmittelbarer Nähe, der aufmerksam und gerade nicht mit etwas anderem beschäftigt ist.

Und los geht's:
- Nehmen Sie ungefähr zehn Leckerli und wiederholen Sie diese Abfolge zehnmal (*Achtung:* Die Hand, in der sich die Goodies befinden, ist hinter dem Rücken. Sonst verknüpft der Hund, dass er die Hand nur anzuschauen braucht, um an ein Fressen zu kommen).

- Abfolge: Markersignal → Hand bewegt sich in Richtung Hund → reicht Leckerli → Hund frisst Leckerli.
  Achtung: Erst nachdem das Markersignal erfolgt ist, bewegt sich die Hand in Richtung Hund.
- Haben Sie diesen Schritt ein paar Tage lang eingeübt, können Sie langsam zum nächsten Level übergehen. Marschiert der Hund beispielsweise ein paar Meter vor Ihnen, geben Sie das Signal. Dreht er sich zu Ihnen um, reichen Sie sofort das Leckerli.
- Funktioniert auch das, beginnen Sie damit, das Signal in Ihr Training einfließen zu lassen. Schaut Ihr Vierbeiner beispielsweise ruhig andere Hunde an, geht ein paar Schritte an lockerer Leine oder kommt nach dem Rufen auf schnellstem Weg zu Ihnen: Markersignal → Leckerli.

Das Markersignal ist **immer** ein Versprechen. Es verbessert die emotionale Stimmung Ihres Hundes. Sichern Sie Ihrem Hund nichts zu, was Sie nicht halten können. Sollten Sie das Signal in einem unpassenden Moment irrtümlich geben, reichen Sie Ihrem Tier trotzdem die Belohnung, wenn es wie gewünscht reagiert. Ist kein Leckerli zur Hand, loben oder streicheln Sie Ihren Liebling stattdessen und signalisieren auf diese Weise, dass Sie zufrieden mit ihm sind. Andernfalls kann das Signal sehr schnell seine Wirkung verlieren. Wichtig ist, dass Ihr Hund so oft wie möglich positive Erfahrungen damit sammelt.

Do as I do – Mach es mir nach!

Hunde lernen auch durch Beobachtung beziehungsweise über Nachahmung. Sie schauen sich Verhaltensweisen jedoch nicht nur von ihren Artgenossen ab, sie sehen ebenso ihren Menschen genau auf die Finger. Hundehalter und natürlich Hundetrainer haben daher eine Vorbildfunktion für die Vierbeiner. Selbstreflektiertes Verhalten, Einfühlungsvermögen und weitere emotionale wie soziale Kompetenzen gehören laut neuesten Forschungsergebnissen zum Know-how von Hundemenschen. Während das Lernen durch Beobachtung – also das soziale Lernen – für Psychologen nichts Neues darstellt, ist die von der italienischen Kynologin Claudia Fugazza entwickelte Trainingsmethode durchaus innovativ.

Und so geht's:

Ihr Hund beherrscht bereits eine Reihe von Übungen (so etwa „Dreh dich", „Sitz" und „Platz").

- Ihr Hund kann diese Signale nur aufgrund Ihres gesprochenen Wortes abrufen und benötigt dazu keine Zeigegesten mehr.
- Nun wählen Sie eine Übung aus, die Sie gut vormachen können, also zum Beispiel das Drehen.
- Sie drehen sich und sagen „Do it! Dreh dich!"
- Genauso verfahren Sie mit den beiden anderen Signalen, „Sitz" und „Platz".
- Gelingt dies, lassen Sie zwischendurch immer wieder das nach dem „Do it!" gesprochene Signal weg.
- Nehmen Sie nach und nach andere – dem Hund bereits bekannte – Aufgaben dazu.
- Ihr Tier wird bald verstehen, dass es darum geht, seinen Menschen zu beobachten und es ihm nach dem Satz „Do it!" gleichzutun.
- Sobald Ihr Hund diese Imitationsregel verstanden hat, können Sie das Übungs-Repertoire sukzessive erweitern.
- Klappt das Nachahmen, kann danach ein neues gesprochenes Signal für das frisch Erlernte hinzugefügt werden.

Während der Studien zum Nachahmungslernen fiel den Wissenschaftlern auf, dass die Hunde mit Vorliebe Übungen imitierten, in welchen Spielzeug benutzt wurde. Wenn der Mensch zum Beispiel Bälle von einem Ort zum anderen getragen hat, lernten die Vierbeiner das Spiel schneller als bei Übungen ohne Spielsachen. Ein weiterer Beweis dafür, dass Lernen immer auch Spaß machen sollte.

Im Alltag gibt es aber bei fast allen Hundebesitzern öfters mal Situationen, die ihnen die Zornesröte ins Gesicht treiben und sie an sich selbst zweifeln lassen. Vielleicht genieren Sie sich ab und zu, weil Ihr Hund wieder mal die Wurstsemmel des Sitznachbarn in der U-Bahn abgeleckt hat oder zum wiederholten Male Nachbars Katze jagt. Schmal ist der Grat sich hier nicht zu schreien, fluchen und stampfen wie Rumpelstilzchen hinreißen zu lassen. Verkneifen Sie es sich trotzdem – es bringt niemandem etwas und Sie vergeuden damit nur Energie.

So bitte nicht!

Generell stellt sich die Frage, wie es heute trotz ausführlicher Aufklärungsarbeit immer noch möglich sein kann, dass Gewalt ins Hundetraining Einzug findet. Sogar Menschen, die ihre Hunde lieben und bereit sind, alles für das Wohl ihres Lieblings zu tun, lassen sich (häufig auch gegen ihr Bauchgefühl) zu Methoden überreden, die ihren treuen Gefährten Schmerz und Angst zufügen. Wenn Ausbeutung, Gewalt und Lieblosigkeit gegenüber Tieren herrschen, schadet dies letztlich auch der Gesundheit des Menschen.

Hunde können mit unterschiedlichen Methoden ausgebildet werden; das ist soweit bekannt. Beim „positiven Bestrafen“ wird

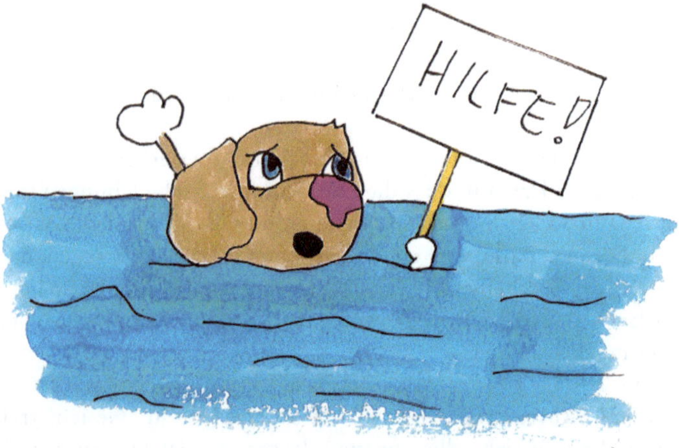

dem Vierbeiner ein unangenehmer Reiz zugefügt: Leinenruck, werfen einer Schepperdose, Anspritzen mit Wasser, Kneifen in die Lenden und vieles mehr sollen den Hund dazu bringen, sich unerwünschtes Verhalten abzugewöhnen. Hinterlassen werden unangenehme Gefühle – beim Tier, und bei der Erstanwendung auch beim Menschen. Und eines ist sicher: Die Bindung zwischen Hund und Halter wird dadurch bestimmt nicht gefördert. Was Ihr Hund lernt, ist, dass ihm in Ihrer Nähe unangenehme Dinge passieren. (Und bitte glauben Sie nicht, dass Sie beispielsweise beim Anspritzen oder Kneifen schneller sind als Ihr Liebling, damit er nicht merkt, dass Sie es waren, der ihm einen Schrecken eingejagt oder Schmerz zugefügt hat.) Im Alltag ist Bestrafung ohne Nebenwirkungen kaum umsetzbar. Ebenso weiß man heute, dass diese Trainingsmethode die Fähigkeit zu denken und lernen hemmt.

Bei der „negativen Bestrafung“ wird der Hund frustriert, da ihm sein Mensch Angenehmes vorenthält. Diese permanente Enttäuschung kann bei leicht reizbaren Tieren sehr schnell in Aggression umschwenken und damit fatale Folgen haben.

Bei der „negativen Verstärkung“ wird dem Vierbeiner durch die Wegnahme von etwas Unangenehmem, das man ihm vorher zugefügt hat, Erleichterung verschafft. So halten manche Trainer das Treten auf die Pfoten für eine absolute Notwendigkeit, um den Hund etwas Neues zu lehren. Zeigt er dann das erwünschte Verhalten, nimmt der Trainer seinen Fuß wieder weg. Auch diese Vorgehensweise ist, wie Sie sich bestimmt vorstellen können, dem vertrauensvollen Umgang zwischen Mensch und Tier nicht gerade zuträglich.

Die „positive Verstärkung“ bleibt leider – vor allem im TV-Training – oftmals auf der Strecke. Hier wird erwünschtes Verhalten sofort mit etwas belohnt, das dem Hund sehr hochwertig erscheint. Das muss nicht immer Futter, sondern kann auch nur das Schnüffeln an einer sehr interessanten Stelle sein.

Zahlreiche Hundetrainer vermitteln ihren Klienten, dass es angebracht und nicht weiter dramatisch ist – ja, sogar notwendig, wenn der Vierbeiner gehorchen soll –, den Hund im

Training zu würgen, zu kneifen, zu erschrecken und anderes. Hören Sie bitte auf Ihr Bauchgefühl und lassen Sie sich nichts einreden, was nicht Ihrer ethischen Einstellung entspricht. Wir haben uns unsere Tiere selbst ins Haus geholt. Sie haben nicht einfach an unserer Türe geklopft und uns um Einlass gebeten. Und sie wollen jetzt auch nicht die Weltherrschaft übernehmen, wenn wir ihner nicht „Herr werden". Gewalt und Aggression machen nicht gesünder und schon gar nicht glücklicher.

Dass man Hunde unterwerfen und sie stubenrein machen muss, indem man sie einmal mit der Nase in den Urin getunkt hat, oder Welpen nicht getröstet werden dürfen, wenn sie die ersten Tage im neuen Heim leben, sind nicht nur überholte Ansichten, sondern widersprechen eindeutig einer liebevollen Führung. Gewalt und Aggression, in welcher Form auch immer, wirken von sich selbst entfremdend. Der Mensch entfernt sich durch Schreien, Schlagen, Werfen und so weiter ein großes Stück vom Hier und Jetzt – und noch weiter von der (guten) Bindung zu seinem Hund. Kühlt die Wut ab, treten meist Schuldgefühle und häufig sogar Depression an ihre Stelle. Sich danach bei dem Hund zu entschuldigen, bringt herzlich wenig, da der Hund ja im Hier und Jetzt lebt und dann höchstens verwirrt ist, weil er nicht weiß, warum sich sein Halter so seltsam benimmt.

Sollten Sie immer noch zum „altbewährten" Anschreien, Bedrängen und dergleichen neigen, halten Sie sich bitte stets vor Augen, dass auch Bestrafung nicht gratis ist. Geräte wie Würgehalsbänder, Reizstromgeräte, Wurfdiscs und anderes kosten Geld. Andere Verhaltensprobleme, die Sie damit hochzüchten, wie Leinenaggression, Trennungsangst oder gar unmotiviertes Anfallen von anderen Hunden oder Menschen, kostet nochmals Geld und jahrelanges Training, wenn Sie sich dann doch entschließen, positiv arbeiten zu wollen.

Es ist unabdingbar im Miteinander von Mensch und Tier, gewaltfrei zu leben. Schwächeren Lebewesen Angst, Schrecken oder sogar Schmerzen zuzufügen, ist heute wissenschaftlich nicht mehr haltbar. Nur mit einem respektvollen Umgang allen Lebewesen gegenüber können auch wir selbst in unserer Mitte bleiben und langfristig innere Zufriedenheit und damit Gesundheit erlangen. Darüber hinaus ist erwiesen, dass Menschen bei einem achtsamen und wertschätzenden Umgang mit Tieren Glück empfinden!

Tiergestützte Therapie gab es bereits 1956 in einem Kinderspital in Michigan. Dort wurden neben Hunden Kälber, Küken, Schweine, Kaninchen und andere Tiere eingesetzt, um den Kindern den Aufenthalt im Krankenhaus zu versüßen. Heute selbstverständlich aus Hygienebedingungen nicht mehr tragbar, aber damals eine willkommene Abwechslung im tristen Spitalsalltag.

Wattebausch werfen ist out – Glückstraining ist in

Um welches Training, welchen Hundesport oder welche Erziehungsmaßnahme es sich auch immer handelt, ob Jagdausbildung, Apportieren, Agility oder perfekte Unterordnung: Alles, ja, wirklich alles, ist gewaltfrei erlern- und perfektionierbar. Nachdem Trainer, die mit positiven Methoden (also ohne Strafe) trainieren, immer wieder als „Wattebauschwerfer“ bezeichnet werden, sei an dieser Stelle erwähnt, dass gewaltfrei arbeiten nicht automatisch laissez-faire und ohne das Setzen von Grenzen bedeutet. Dem Tier zu zeigen „Bis hierher und nicht weiter!“, ist sogar absolut wichtig. Doch das kann man auch ruhig und ohne Aggressionen tun: konsequent, souverän und umsichtig, empathisch. So funktioniert wirkliche Führung!

Selbstbewusst zu führen und Grenzen zu setzen ist jedoch abhängig von der Persönlichkeit und Authentizität des Menschen und nicht erzwingbar! Gesünder als der ständige Gedanke an die Dominanztheorie ist es, sich in punkto Gehorsam etwas zu entspannen und den Fokus auf die Verantwortung zu legen, die wir unseren Tieren gegenüber haben. Ein Lebewesen spürt, ob es nur nach außen hin funktionieren soll, oder ob man grundsätzlich bereit ist, ihm Sicherheit und Stabilität zu bieten. Männlichkeitsattribute wie Tapferkeit, Mut und Stärke sind gefragt. Werden Sie zum Superhelden Ihres Hundes!

Gutes Hundetraining lehrt auch, dass ein gewisses Maß an Stressresistenz und Frustrationstoleranz von absoluter Notwendigkeit ist. Vierbeiner müssen, genau wie wir Menschen, lernen, mit unangenehmen Situationen umzugehen. Dies kann jedoch ebenso im für den Hund „sicheren Hafen“ passieren. Militärische Körperanspannung und schroffer Ton signalisieren dem Hund höchstens, dass sein Mensch gerade in einem sehr seltsamen Allgemeinzustand ist. Er wird allein deshalb besser „folgen“, um dieser unangenehmen Situation zu entgehen beziehungsweise um Frauchen oder Herrchen in eine bessere Stimmung zu versetzen. Hunde sind stets darum bemüht, Harmonie wiederherzustellen. Sehr häufig auf ihre eigenen Kosten.

Die Bindungsfähigkeit des Hundes stellt eine artspezifische Eigenschaft dar, über die beispielsweise der Wolf nicht verfügt. Hunde finden Menschen offensichtlich interessant und ziehen die Anwesenheit ihres Halters als eine Art Beschützer der Anwesenheit anderer Vierbeiner vor.

Was nötig ist, um glücklich zu sein

Was Sie und Ihr Liebling gegen diese Zustände von psychischem Unwohlsein tun können:

- viel lockere Bewegung, ohne sich zu überanstrengen
- positive Sozialkontakte (Menschen und Hunde, die sich verstehen)
- Training, das glücklich macht
- Zuneigung und positive Aufmerksamkeit (Vorsicht: nicht bemitleiden!)
- Gesundheitscheck durch den Tierarzt

Noch vor wenigen Jahren war man davon überzeugt, dass Kindern der obligatorische „Klaps“ nicht schaden kann und Babys bestens gedeihen, auch wenn sie ab und zu ein paar Stunden durchschreien. Die Entwicklung im Hundetraining weist hier eindeutige Parallelen auf.

Hunde sind fühlende Wesen und besitzen, genau wie Menschen, ein Herz und eine Seele. Sie empfinden Schmerz, Trauer, Leid und Angst, sie bellen, haaren und stinken manchmal, kosten Zeit und Geld. Doch sie begegnen dem Menschen – im Unterschied zu so manch genetisch verwandten Lebewesen – vorurteilsfrei und ohne negative Emotionen wie Neid, Zorn und Gier. Die Vierbeiner wollen mit uns leben, allerdings nicht ausschließlich für uns, und brauchen einfühlsame Halter an ihrer Seite, die erkennen, wann sie in Stress geraten, wovor sie Respekt oder sogar Angst haben, was sie mögen oder verabscheuen, was sie entspannt und oder großen Spaß bereitet.

Neben der eigenen Gesundheitsförderung und dem Streben nach emotionalem Wohlbefinden ist es tierlieben Menschen genauso ein Anliegen, ihre Lieblinge glücklich zu sehen. Wie Menschen haben auch Hunde Bedürfnisse, nämlich nach Sicherheit, sozialer Interaktionen, Geborgenheit und sogar nach Selbstverwirklichung.

Ein gutes Training kann nur gelingen, wenn die Bedürfnisse von Mensch und Tier vorab gestillt sind.

- *Grundbedürfnisse:* satt, ausgeschlafen, möglichst entspannt, frei von Krankheiten, körperlich und geistig ausgelastet.
- *Sicherheitsbedürfnisse:* feste Gewohnheiten, konsequente Erziehung, Schutzsuche jederzeit möglich, warmer Rückzugsort, Zuverlässigkeit der Bezugspersonen, führen und geführt werden abwechselnd ermöglichen.
- *Soziale Bedürfnisse:* zwei Drittel des Tages Anwesenheit der Familie, Gesellschaft, Körperkontakt, Kontakt zu anderen Hunden, Sexualität, Geborgenheit, Lernen, Training, Zuspruch und Lob, Freude an gemeinsamen Interaktionen, spielerisches Grenzen setzen, Liebe und Geborgenheit, Ausleben genetisch fixierter Verhaltensweisen unter kontrollierten Bedingungen.

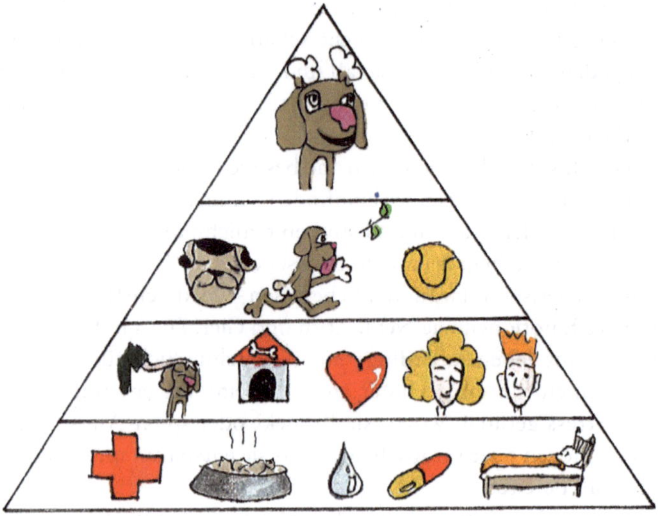

- *Selbstverwirklichung:* Hund sein und Persönlichkeit ausleben dürfen. Die Selbstverwirklichung von Vierbeinern ist ähnlich der des Menschen, auch wenn Hunde nicht nach Macht (wie ihnen allerdings öfters fälschlicherweise unterstellt wird) und Reichtum streben.

Hunde brauchen, um glücklich zu sein auch
- Begleitung
- Bestätigung
- richtungsweisende und positive Führung (Eingliederung ins soziale Gefüge)
- Grenzen (ohne Unterwerfung, Zwang und Gewaltanwendung), um Rücksicht auf andere Lebewesen nehmen zu können und sich selbst nicht zu gefährden.

Achtung, Vermenschlichung!

Auch wenn mittlerweile unumstritten ist, dass Hunde fühlen und denken, ist das Thema Vermenschlichung immer noch in aller Munde. Laut Wissenschaftlern zählen dazu jedoch nicht – wie oftmals fälschlicherweise angenommen – das Im-Bett-Nächtigen des Vierbeiners, das Vom-Tisch-Fressen, viel kuscheln oder das Anziehen von Mäntelchen oder Pullovern zur Vermenschlichung, sondern vielmehr das Zusprechen von menschlichen Eigenschaften. Sätze wie „Wenn er den Mistkübel ausräumt, weiß er genau, dass mich das ärgert“ oder „Sie macht ja nur ins Haus, weil sie sich dafür rächen will, dass ich so lange weg war“ sind keine Seltenheit und können dem Umgang mit den Vierbeinern in vielfacher Weise schaden. Hunde lösen Probleme, um die Situation für sich selbst möglichst positiv zu beeinflussen. Sie wollen uns weder frotzeln, noch beherrschen, noch ärgern. Solche Überlegungen sind dem menschlichen Individuum vorbehalten und sollten daher nicht auf Tiere projiziert werden.

Training in der Praxis (Beispiele)

Schnüffeln lernen

Es ist noch kein Schnüffler vom Himmel gefallen. Nach Leckereien zu suchen, muss den meisten Hunden erst schmackhaft gemacht werden. Es ist äußerst sinnvoll (auch für späteres Anti-Giftköder-Training), ein Signal wie zum Beispiel „Such-such" einzuführen, wenn der Hund Essbares am Boden vorfinden wird. Sagen Sie dies auch dann, wenn Ihnen in der Küche rein zufällig einmal etwas beim Kochen zu Boden fällt und Ihr Hund sich schon auf den Weg zum Aufräumen macht. „Such-such" bestärkt ihn darin, dass er wirklich nehmen darf, was er vorfindet.

In weiterer Folge können Sie auch Outdoor kleine Suchfelder für Ihren Liebling arrangieren. Zu Beginn darf er Ihnen beim Auslegen der Leckerlis noch zusehen, danach steigern Sie die Schwierigkeit, indem Sie die Köstlichkeiten in seiner Abwesenheit verstecken. Nähert sich Ihr Hund dann den Überraschungen, un-

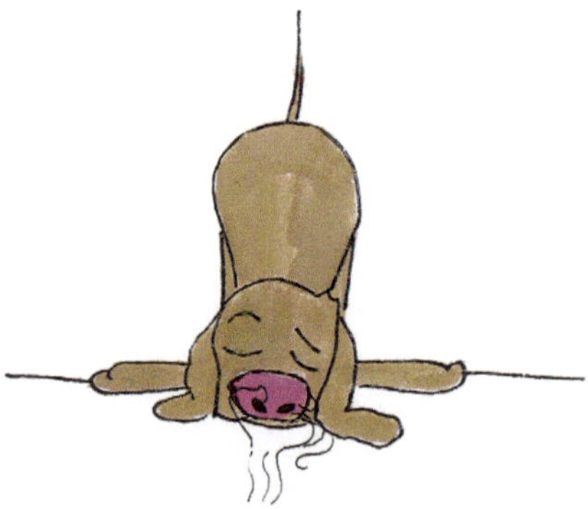

terstützen Sie ihn mit einem freudigen „Ja, fein!“, ähnlich der aus Kinderzeiten bekannten „Kalt-Warm-Suche“. Schon bald werden Sie beide zu wahren Schatzjägern werden und immer mehr Gefallen an diversen Schnüffelspielen finden.

Boxerhündin Rasty von Schloss Brühl trat innerhalb von acht Jahren bei 175 Fährtenprüfungen an. Terrier-Mischlingshündin Belü wurde von ihrem neuen Besitzer aus dem Tierheim geholt und absolvierte danach innerhalb von zwölf Jahren 180 Schnüffel-Leistungswettbewerbe.

Fährten suchen

Schnüffeln liegt in der Natur des Hundes. Spuren verfolgen und Dinge beziehungsweise andere Tiere aufspüren, macht den Vierbeinern viel Freude, fördert die Konzentration und macht müde. Nicht die Schnelligkeit, sondern die Genauigkeit, mit der Ihr Liebling ans Ziel kommt, zählt. Der Hund soll lernen, einer gelegten Spur ganz genau und mit tiefer Nase zu folgen und ausgelegte Gegenstände anzuzeigen.

Was Sie brauchen:
- ein passendes und gut sitzendes Zuggeschirr
- eine fünf bis sieben Meter lange Leine
- viele Leckereien
- eventuell Handschuhe für sich selbst (bei stark ziehenden und sehr motivierten Hunden)

Und so geht‘s:

Beginnen Sie mit kurzen Fährten bei denen Ihr Hund anfangs noch zusehen darf. Markieren Sie den Beginn und legen Sie dann nach jedem zweiten Schritt ein Wurststückchen auf den Boden. Ans Ende der drei bis fünf Meter langen Fährte, legen Sie eine Handvoll Leckerlis. Wichtig ist, dass Sie Ihren Hund ganz genau am Startpunkt „ansetzen“. Er soll möglichst gerade und kontrolliert auf die Fährte gelangen. Sobald Ihr Tier abweicht, korrigieren Sie ihn durch Stehenbleiben und gehen erst weiter, wenn seine Nase wieder auf der richtigen Spur ist. Ihr Liebling soll dabei immer vorangehen.

Leise Schnauzen

Gerade im städtischen Bereich ist es kein Kavaliersdelikt, wenn Hunde kläffen. Selbstverständlich dürfen Hunde ab und zu bellen. Schließlich ist es eine Kommunikationsform, und es wäre schlichtweg unfair (und tierschutzwidrig), Tieren das Sprechen zu verbieten. Wird Bellen aber zur Dauerbeschallung und ist Ihr Trommelfell kurz davor zu explodieren, besteht Handlungsbedarf.

Abklären sollten Sie, ob Ihr Hund prinzipiell unter starkem Stress steht und ihn bereits die kleinsten Reize aus der Ruhe bringen. Wichtig ist ebenso, dass Sie Ihr Tier geistig und körperlich auslasten.

Auch wenn die Geräuschkulisse oftmals sehr an den eigenen Nerven zehren kann, bleiben Sie möglichst ruhig und geduldig. Schreien Sie Ihren Hund nicht an, wenn er bellt, sondern versuchen Sie, sein Verhalten vorerst zu ignorieren. Wenn das nicht klappt, zeigen beziehungsweise bieten Sie dem Hund Alternativen (etwa ein Spiel) zu dem unerwünschten Verhalten – dem Bellen – und belohnen Sie ihn, wenn er ruhig ist.

Den lautesten Kläffer der Welt gab der Deutsche Schäferhund Daz am 15. Juni 2009 von sich. Ganze 108 Dezibel wurden bei seinem Belllaut gemessen.

Skateboard fahren

Vielleicht befindet sich ja auch auf Ihrem Dachboden ein altes Skateboard oder Sie erstehen auf dem nächsten Flohmarkt einen dieser fahrbaren Untersätze als Schnäppchen. Nein, nicht Sie sollen damit herumkurven – mit ein bisschen Training wird stattdessen Ihr Hund bald zum wahren Meister auf Rollen.

Und so geht‘s:

- Platzieren Sie das Skateboard zunächst auf einem Untergrund, der ein Rollen des Gefährtes nicht zulässt (beispielsweise ein dicker Teppich).
- Nähert sich Ihr Hund dem Board, loben Sie ihn und freuen Sie sich über sein Interesse.
- Setzt Ihr Vierbeiner die eine oder andere Pfote auf das Sportgerät, gewährleisten Sie bitte durch Festhalten, dass das Brett nicht wegrollen kann und sich Ihr Liebling dabei eventuell erschreckt oder gar verletzt.
- Stellt sich Ihr Hund schon gerne mit den Vorderpfoten auf das Board, beginnen Sie, es langsam hin und her zu bewegen und belohnen Sie Ihren Vierbeiner weiter, wenn er oben stehen bleibt.
- Zeigt das Tier sich weiter freudig interessiert und frei von Angst, rollen Sie das Brett zentimeterweise immer weiter und nehmen Sie Ihre Hand immer weiter zurück.
- Sollte Ihr Hund Unsicherheiten zeigen, unterstützen Sie ihn wieder etwas mehr, bis er mit dem Board vertraut ist.
- Zeigen Sie Geduld mit Ihrem Liebling. Vielleicht haben Sie ja selbst schon einmal versucht, Skateboard zu fahren und erinnern sich daran, dass auch Sie sich zu Beginn sehr unsicher fühlten. Zeigen Sie Verständnis, falls das Training etwas länger dauert. Sobald es funktioniert, dürfen Sie sich freuen und mit Ihrem Hund und seinem Sportgerät im Park ein bisschen angeben.

Der schnellste Hund auf dem Skateboard war Jumpy. Er hat am 16. September 2013 in Los Angeles 100 Meter in nur 19,65 Sekunden geschafft.

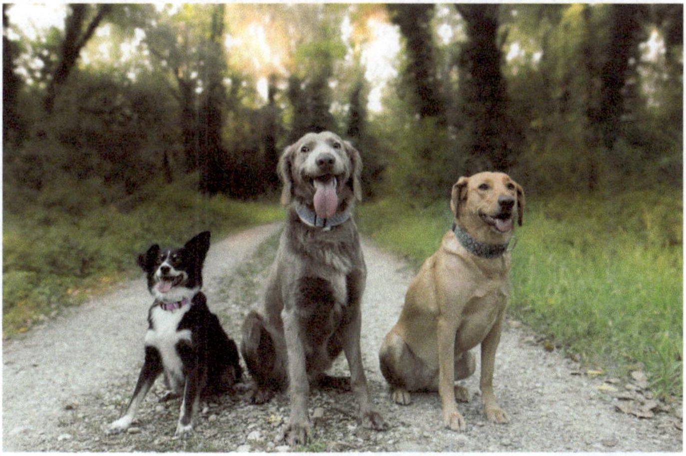

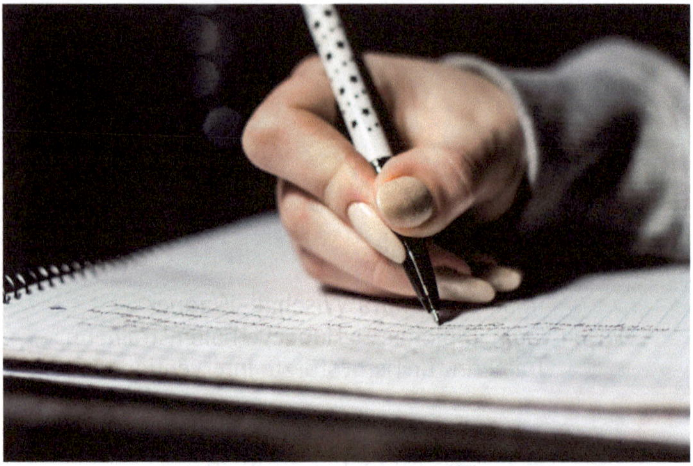

Sie wollen schon lange ein Buch schreiben?
Sie haben die Idee, aber es fehlt Ihnen das notwendige Handwerkszeug? Oder existiert bereits ein Manuskript, das professionell überarbeitet werden und danach an den passenden Verlag gebracht werden soll?

Als mehrfache Sachbuchautorin arbeite ich in allen möglichen Stadien, in welchen sich ihr Vorhaben befindet, gerne mit Ihnen zusammen und begleite Sie und Ihr Werk an die Öffentlichkeit. Ich coache, lektoriere und vermittle, bin ebenso als Ghostwriterin und Autorenmanagerin tätig.

Ihr Buchprojekt ist bei mir in guten Händen!

Gesund mit altem und gehandicaptem Hund

Hilfe, mein Hund wird älter

An den geliebten Vierbeinern geht die Zeit leider genauso wenig spurlos vorüber wie an uns Menschen. Vor gefühlten Wochen noch auf vier tapsigen Pfoten durch das Haus gewuselt und sich stürmisch herumgebalgt, heute ein besonnener, pflegebedürftiger Hund.

Entspannung nimmt einen immer höheren Stellenwert ein, je älter die Tiere werden. Während kleinere Rassen erst ab dem siebten Lebensjahr zu Senioren zählen, spricht man bei großen Rassen bereits ab fünf Jahren vom älteren Hund. Wann genau der Alterungsprozess einsetzt, ist individuell verschieden. Genetik, Haltung sowie die jeweiligen Lebensumstände spielen genauso eine Rolle wie Größe und Gewicht des Tieres.

Leider ist der Alterungsprozess auch heute noch negativ besetzt. Häufig werden damit Gedanken an Armut, Einsamkeit, Vergesslichkeit, Fehlen von Attraktivität und Vorhandensein körperlicher Schmerzen verknüpft. Dabei sind laut einer wissenschaftlichen Studie Menschen zwischen 58 und 77 Jahren am glücklichsten.

Hunde haben dem Menschen gegenüber einen entscheidenden Vorteil: Sie leben im Hier und Jetzt und denken, anders als wir Menschen, nicht über ihre Zukunft oder Vergangenheit nach. Sie sinnieren nicht über ihre bemitleidenswerte Zukunft als Greis oder fürchten sich gar vor Schmerz und Tod, sondern sind einfach nur froh und heiter (wenn es ihnen gut geht). Sie trauern nicht ihrer Jugend nach und haben somit auch kein Problem mit dem Älterwerden. Das bedeutet, Hunde bleiben ewig zwischen 58 und 77 menschlicher Jahre alt, geht man von der oben erwähnten Studie aus.

Ältere Vierbeiner haben gelernt, ihre Umwelt einzuschätzen, und wissen, was ihnen behagt. Auch wenn ihre Sinne sich langsam trüben, es hier und da zwickt und zwackt und die Bewältigung des Alltags langsam beschwerlicher wird, versprühen sie doch einen ganz besonderen Charme. Und sie sind durchaus noch „hell auf der Platte“: Neue Studien belegen, dass alte Hunde gerne etwas

Neues lernen und dazu auch in der Lage sind. Die Festigung im Gehirn geschieht zwar langsamer als in jungen Jahren, es wird jedoch nachhaltiger abgespeichert. Wie bei uns Menschen funktioniert das Langzeitgedächtnis besser als das Kurzzeitgedächtnis.

Tipps und Tricks im Umgang mit dem Senior

Es treten graue und weiße Haare an völlig neuen Stellen auf, die Muskeln bauen ab, Seh- und Hörvermögen lassen nach, alles geht ein wenig langsamer. Krankheiten wie Zahnprobleme, Inkontinenz, Herzerkrankungen und Diabetes können genauso vorkommen wie Bandscheibenvorfälle oder Schlaganfälle.

Achten Sie genau darauf, woran das Tier noch Freude hat und wo andererseits Stress und Überlastung vermieden werden sollen. Beobachten Sie regelmäßig das Verhalten Ihres Vierbeiners. Kommt Ihnen neben der gemütlichen Langsamkeit, der weisen Ignoranz lästiger Übel (wie der kleine Kläffer vom Nachbarn), dem durchaus sehr witzigen Altersstarrsinn und der liebenswerten und harmlosen Listigkeit Ihres in die Jahre gekommenen Lieblings etwas seltsam vor, zögern Sie nicht, einen Tierarzt aufzusuchen. Bleiben Sie mit Ihrem Hund in Kontakt und in Bewegung, schonen Sie ihn nicht (außer, es ist vom gesundheitlichen Standpunkt aus notwendig), nur weil Ihr Tier nun „alt" ist. Der Vierbeiner würde nicht verstehen, warum er nun plötzlich nicht mehr dabei sein darf oder nicht mehr seinen lieb gewonnenen Tätigkeiten nachgehen kann. Ebenso unangemessen ist ein falsches Verwöhnen in Form einer Verdreifachung der Leckerbissen.

Gleich ob Mensch oder Tier – ein älter werdendes Lebewesen sollte sich niemals abgeschoben fühlen. Außer Ihren Hund damit zu verunsichern, werden Sie ihm aber bestimmt nichts Gutes tun, wenn Sie ihn plötzlich in Pension schicken.

Süßigkeiten und Schnitzel ersetzen Sie bitte vor allem bei Seniortieren durch gesunde Nahrungszusätze wie Grünlippmuschelextrakt, Bierhefe oder hochwertige Öle. Ihr Hund sollte nun öfter am Tag, dafür aber in kleinen Mengen, fressen und nach wie vor genügend Wasser zu sich nehmen. Rote Rüben und zermahlene Hagebutten stärken das Immunsystem, Löwenzahn wirkt entgiftend, Brennnessel und Brunnenkresse kurbeln den Stoffwechsel an und Rosmarin wirkt allgemein stärkend. Mischen Sie immer nur kleine Mengen dem Futter bei.

Klare Strukturen, erhöhte Körperpflege und gemeinsame Zeit mit ihrem Menschen werden für den Hund nun immer wichtiger. Es liegt in der Natur der Lebewesen, dass dem Alterungsprozess auch psychische Veränderungen einhergehen. Die Anpassungsfähigkeit sinkt, die Vergesslichkeit nimmt zu, die Tiere werden unter Umständen unruhiger, introvertierter und zeigen möglicherweise ein Verhalten, das Sie so noch nicht kennen. Wichtig ist, ruhig zu bleiben und – sollte kein medizinisches Problem vorliegen – die Vierbeiner eben genauso anzunehmen, wie sie (mit Ihnen als Halter) eben geworden sind.

Tun Sie nach wie vor alles, was gemeinsam Spaß macht – mit Maß, Ziel und natürlich Rücksicht auf die individuellen Wehwehchen Ihres Tieres. Ihr Hund zählt nicht zum alten Eisen, so lange Sie keines aus ihm schmieden. Nehmen Sie weiterhin gemeinsam am Leben teil und bleiben Sie aktiv. Kleine Alltagshelfer wie Orthobetten, auf denen Ihr Hund gestützt und angenehm liegen kann, oder Toe Grips, die sicheren Halt auch auf glatten Böden bieten und das Ausrutschen Ihres Lieblings vermeiden, können dem Wohlbefinden zuträglich sein. Ältere Hunde versprühen einen ganz besonderen Liebreiz, der uns Menschen immer wieder zum Lächeln bringen kann. Genießen Sie diese kostbare gemeinsame Zeit. Ihr weis(s)er Hund wird es Ihnen danken.

Achtung: Ältere Hunde haben einen erhöhten Ruhebedarf. Sie ermüden im Training und im Alltag rascher als junge, fitte Tiere. Gönnen Sie Ihrem Liebling häufiger Pausen und gewährleisten Sie, dass er immer dann ein Nickerchen machen kann, wenn er das möchte, und dass sein Schlaf nicht gestört wird.

Training für Oldies und gehandicapte Hunde

Um spätere Probleme oder Trainingsumstellungen zu vermeiden, empfiehlt es sich, bereits von Anfang an mit Sicht- und Hörzeichen zu trainieren. Sollte später einer der Sinne schlechter werden (oder es sich bei Ihrem vierbeinigen Freund grundsätzlich um einen seh- oder hörbehinderten Hund handeln), reagiert das Tier trotzdem auf das andere Kommando und hat bereits gelernt, sich auch mit dem anderen Sinn an Ihnen zu orientieren.

Man kann nie mit absoluter Sicherheit sagen, wie viel der Vierbeiner sieht oder hört, weder beim gehandicapten, noch beim alten Tier. Doch man kann ihm das Leben im Alter oder trotz Handicap mit einigen einfachen Übungen enorm erleichtern.

Wenn Ihr Hund schlecht sieht, ist es wichtig, ein Signal aufzubauen, dass den kleinen Blindfisch zur Vorsicht anhält. Egal ob ein banaler Mistkübel, der Laternenmast oder ein Mensch im Weg herumsteht, ein Anlaufen ist in jedem Fall unangenehm und sollte vermieden werden. Alte Hundeknochen brechen leichter. Führen Sie Ihren Liebling an der Leine bis die neuen Helfersignale fest und verlässlich eingeübt sind.

Übung „Vorsicht“: Führen Sie Ihren Liebling an der Leine sanft zu einem Gegenstand (zum Beispiel Sessel). Kommen Sie beide dem Ding näher, werden Sie abrupt langsamer und sagen dazu „Vorsicht!“ Wird Ihr Tier mit Ihnen langsamer (und orientiert sich im besten Fall an Ihnen), loben Sie es ausgiebig und reichen ein Leckerli.

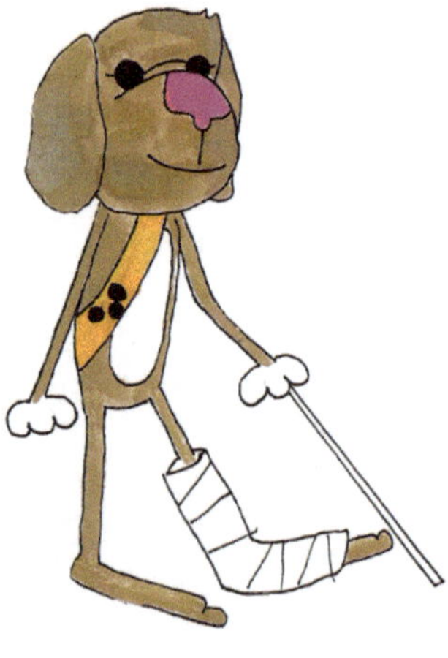

Wenn das Hören schwierig ist und nahende Autos, andere Vierbeiner oder bereits panisch rufende Besitzer nicht mehr wahrgenommen werden, kann der Alltag rasch gefährlich werden. Um grobe Verletzungen zu vermeiden, empfiehlt es sich, taube oder sehr schlecht hörende Hunde an der Schleppleine (lange, dünne Leine, die der Hund hinter sich herschleppt) zu führen, bis helfende neue Signale eingeübt sind.

So können Sie austesten, ob Ihr Liebling schlecht hört:

- Verschiedene Pfeifen und Klicker ausprobieren (die der Hund aber bereits kennt).
- Den Vierbeiner rufen, wenn Sie sich selbst in einem anderen Raum befinden.
- Mit etwas Bekanntem rascheln oder klappern (Futtergeräusche), wenn das Tier gerade am Dösen ist.
- In einiger Entfernung zum Hund mit Quietschspielzeug hantieren.

Lässt die Hörleistung im Alter nach, betrifft die Einbuße zuerst sehr hohe Töne.
Häufig von Taubheit betroffene Rassen sind unter anderem Dalmatiner, English Setter, Bull Terrier, Jack Russel Terrier, Australian Cattle Dog, Australian Shepherd, sowie weiß pigmentierte Hunde (Merle Gen) und Tiere, deren Augen eine blaue Iris haben.
Vierbeiner, die schlecht hören oder gar taub sind, bellen vermehrt und wirken hin und wieder orientierungslos.
Besondere Vorsicht ist beim Schwimmen geboten: Aufgrund des durch die Schwerhörigkeit oftmals gestörten Gleichgewichtssinns wird dem Hund das Schwimmen unmöglich!

Sicherheit ist bei beeinträchtigten Hunden immer das oberste Gebot. Sollten Leine oder Brustgeschirr reißen oder Ihr Tier sonst irgendwie in Panik verfallen, kann das richtige Signal Leben retten.

Übung „Stopp“: Gehen Sie mit Ihrem Hund ein paar Schritte und bleiben Sie dann stehen. Hält Ihr Hund auch an, sagen Sie „Stopp“

und heben dazu (für taube Tiere deutlich erkennbar) Ihre Hand in die Höhe oder zeigen nach vorne. Loben Sie Ihren stehen gebliebenen Vierbeiner und reichen ihm ein Leckerli. Mit ein wenig Übung wird Ihr tierischer Freund rasch verstehen, dass es bei der Übung um das Anhalten geht.

Physiotherapie – wenn es zwickt und zwackt

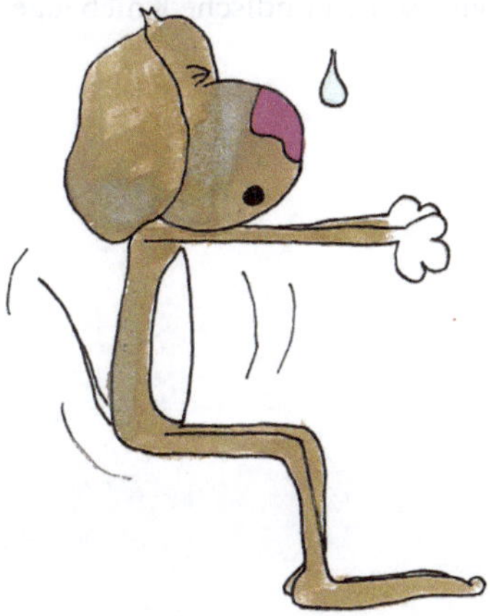

Physiotherapie nimmt auch bei Hunden einen immer wichtiger werdenden Stellenwert ein. Was früher lapidar als Krankengymnastik bezeichnet wurde, erfreut sich bei Mensch und Tier immer größerer Beliebtheit.

„Physis" ist griechisch und bedeutet kurz „Natur". Wert gelegt wird also auf die Natürlichkeit der Bewegungen. Aquagymnastik, Übungen am Trampolin, Balancetraining, Massagen und anderes sorgen für die rasche Wiederherstellung der Gesundheit nach Verletzungen oder dienen der Linderung von chronischen Schmerzen.

Die Übungen sind ebenso für Senioren oder bewegungsgehandicapte Hunde geeignet und nach erfolgter tierärztlicher Beratung auch für den Laien zu Hause durchführbar.

Wenn Sie eine Gymnastik-Einheit planen, eröffnen Sie diese doch mit einer feinen Bürstenmassage. Dies fördert die Durchblutung und kurbelt den Stoffwechsel an. Achten Sie dabei auf Ihren Hund, welche Druckstärke ist ihm besonders angenehm, wo hat er es am liebsten. Sparen Sie knöcherne Körperpartien bitte aus.

Wenn Ihr Vierbeiner locker auf der Seite oder am Rücken liegt, bewegen Sie seine Gelenke sanft passiv. Kreisen Sie die Beine des Tieres vorsichtig und massieren dabei seine Zehen.

Vorsicht: Wenden Sie die nachfolgende Übung nur an, wenn Ihr Tierarzt die Knie Ihres Hundes für gesund befunden hat!

Auch alte Hunde können sich, ebenso wie ältere Menschen, durch Kniebeugen fit halten. Geben Sie Ihrem Liebling das „Sitz"-Signal. Sobald er in den Knien einknickt, um sein Gesäß auf dem Boden zu platzieren, machen Sie einen Schritt nach hinten und bringen das Tier wieder in die Standposition. Noch bevor es den Untergrund berührt hat, steht Ihr Liebling wieder auf und hat somit seine hündische Kniebeuge erledigt.

Anhang

Quellen

Bücher:

Ackermann, Uschi und Schramm, Renate: „Hier kocht der Mops: Sir Henrys beste Rezepte“, Verlag Heel, Pottscheid 2012

Adler, Suzanne: „Pilates für Kinder“, Meyer & Meyer Verlag, Aachen 2013

Andeck, Mara: „Hundherum glücklich: Ein Freund. Ein Buch“, Verlag Bastei Lübbe, Köln 2013

Fromm, Erich: „Die Seele des Menschen: Ihre Fähigkeit zum Guten und zum Bösen.“ 1964a. In: Erich Fromm Gesamtausgabe in 12 Bänden (Hrsg. v. Rainer Funk), S. 159–268, Stuttgart 1999

Hallgren, Anders: „Mentales Training für Hunde“, Cadmos, Schwarzenbeck, 2012

Hasmann, Gabriele und Wischall-Wagner, Alexandra: „Mit dem Hund in Wien. Auf vier Pfoten durch die Stadt“, Verlag Goldegg, Wien 2015

Hasmann, Gabriele und Kunze, Gerhard: „Das magische Wien – Spaziergänge an Kraftorte“, Amalthea Verlag, Wien 2014

Heitmeyer, Wilhelm und Hagan, John: „Internationales Handbuch der Gewaltforschung“, Westdeutscher Verlag, Wiesbaden 2002

Houszka, Denise: „Hundesport. Mündlicher Vortrag für Tiere helfen Leben“, Neudörfl, Burgenland 2015

Kuehrer, Eva: „Zufrieden und gesund mit Hund – Vom Einfluss der Haustiere auf das Leben des Menschen“, Diplomarbeit, Universität Wien, 2009

Künne, Thomas und Nischwitz, Patricia: „Stimmgabeltherapie“, Mankau Verlag, Murnau am Staffelsee 2015

Immer, Karin: „Unfug oder Chance. Alternative Therapien für Haustiere“, unveröffentlichter Artikel, Salzburg 2007

Leeds, Joshua und Wagner, Susan: „Mit den Ohren eines Hundes”. animal learn Verlag, Bernau 2009

Obermaier, Pamela und Hasmann, Gabriele: „Gummibärchen für die Seele“, Verlag Goldegg, Wien 2014

Reinhardt, Clarissa und Putfarcken Britta: „Weis(s)e Schnauzen. Vom Zusammenleben mit alten Hunden“, animal learn Verlag, Bernau 2011

Schmitt, Annette: „Fit & fidel. Fitnessprogramm für graue Schnauzen“, Müller Rüschlikon Verlag, Pöttelsdorf 2012

Schragel, Christine: „Unterstützung bei Wahrnehmungs- und Bewegungseinschränkungen“, Vortrag für THL, Neudörfl 2015

Theby, Viviane: „Die Hunde-Uni. Schlaue Aufgaben für schlaue Hunde“, Kynos, Nerdlen / Daun 2009

Wechslung, Silke: „Mensch und Hund. Beziehungsqualität und Beziehungsverhalten“, Schriftenreihe Psychologie der Mensch-Tier-Beziehung, Band 4., S. Roderer Verlag, Regensburg 2008

Wilson, Edward O.: „Biophilia“, Cambridge 1984

Links

http://www1.wdr.de/fernsehen/wissen/quarks/sendungen/hund-jungbrunnen-preview100.html

http://www.abcdev.de/artikel/Training/Training_II.html

http://www.animal-communicator.eu/was_ist_tierkommunikation_und_wie_funktioniert_das_.html

https://www.aok.de/baden-wuerttemberg/gesundheit/berechnung-39884.php

http://arbeitsblaetter.stangl-taller.at/GEHIRN/Gehirn-Jogging.shtml

http://bewusst-vegan-froh.de/die-magie-der-kraftplaetze-und-wie-man-sie-wirkungsvoll-nutzen-kann/

http://www.blinde-hunde.de/tipps/index.html

http://www.dancingshiva.at/about/was-sind-superfoods/

http://denktier.at/dein-gluecks-spiel

http://www.derhund.de/wp-content/uploads/2015/05/Rezepte-Online.pdf

http://diepresse.com/home/leben/gesundheit/716162/Tiere-sind-die-besseren-Therapeuten?_vl_backlink=%2Fhome%2Fgesundheit%2Findex.do

http://doggy-fitness.de/massage-beim-hund-streichungen/
http://www.dogs-magazin.de/erziehung/verhalten-gegenueber-anderen-hunden-20121.html
http://www.dogs-magazin.de/gesundheit/physiotherapie-fuer-hunde-86071.html
http://www.dogs-magazin.de/wissen/iq-training-fuer-hunde-49871.html
http://www.dogwell.at/aromatherapie.htm
http://www.easy-dogs.net/home/blog/training/gastautor/training_roethenbacher.html
http://www.em-sanierung.de/1834
http://www.energieschwingung-nutzen.de/organetik-sl.html
http://www.everyday-feng-shui.de/feng-shui-news/feng-shui-fuer-hunde/
http://www.fellwerkstatt.com/tiergesundheitscoach/massage/
http://www.focus.de/gesundheit/gesundleben/fitness/training/tid-26187/fitness-fuer-herz-und-hirn-die-sportart-ist-egal-hauptsache-bewegung-_aid_768786.html
http://www.focus.de/wissen/natur/hunde/forschung/hundeintelligenz-ranking-die-einsteins-unter-den-vierbeinern_aid_1037690.html
https://www.fressnapf.de/ratgeber/beitrag/hund-nahrungsergaenzung #
http://www.ga-online.de/-news/artikel/126373/Bambus-und-Buddhas-verhelfen-Hunden-zur-Ruhe
http://www.gesundheit.de/fitness/fitness-uebungen/yoga-uebungen/hund
http://www.granting-pleasure.de/inthund.php?anfpos=0
http://www.houndsandpeople.com/de/magazin/wissen/do-as-i-do-lernmethode-nach-prof-adam-miklosi/
http://www.hundefutterking.de/gesundheit/allergien.php
http://www.hundehaltung.org/hundehaltung/hunde-pflege/der-hund-im-winter.html
http://www.hundohneleine.de/hunde/bachblueten_hund.html
http://www.hunderunde-usinger-land.de/outdoor-fitness-für-mensch-mit-hund/canicross
http://www.hundeschule-lautner.at/wp-content/uploads/2011/05/brustgeschirr-statt-halsband-2.pdf

http://www.hundesitter-suche.at/weltrekord-im-hunde-zahne-putzen/
http://www.hundetrick.de/tricks/fortgeschrittene-tricks/in-die-arme-springen/
http://www.hunde-zone.at/hundehaltung/einem-hund-bellen-abgewoehnen.html
http://www.hunde-zone.at/hundepflege/wenn-der-hund-stinkt.html
http://issnruede.de/hunde-weltrekorde/
http://www.kirasoftware.com/Rekorde_aus_der_Hundewelt.php
http://www.krone.at/Nachrichten/Fakten_und_Irrtuemer_ueber_Mischlingshunde-krone.at_klaert_auf-Story-296836
http://www.krone.at/Tierecke/Einfache_Dehnungsuebungen_fuer_Ihren_Hund-Aufwaermen_schuetzt-Story-338738
http://www.kzgeurasier.de/faehrtentraining.html
http://www.lavendel.net/lavendeloel/herstellen/
http://likemag.com/de/experten-warnen-dass-25-aller-hunde-depressionen-leiden-diese-6-ursachen-sind-der-grund/90442
http://www.mein-hund.de
http://noe.orf.at/news/stories/2705324/
http://www.oe24.at/lifestyle/Beschaeftigung-mit-Hunden-entspannt/12512097
http://www.oe24.at/lifestyle/Haustiere-machen-gluecklich-und-gesund/41619286
http://organetik-wien.at/organetik/index.php?lid=1
http://www.partner4paws.de/images/Trainingsanleitung_Markersignal.pdf
http://partner-hund.de/info-rat/verhaltenspsychologie-des-hundes/koennen-hunde-strategisch-denken
http://www.plus-magazin.com/wp-contentnew/uploads/2015/06/Plus-0815-INTERNET-U%CC%88bungen-mit-Hund.pdf
http://www.puramaryam.de/aromaoel.html
http://www.px-service.de/sites/pansen-express/index.php?falsch=1
http://rolfcfranck.de/do-as-i-do-soziales-lernen-als-trainingstechnik/
http://schuessler-salze-hunde.de/anwendungsgebiete/

http://science.orf.at/stories/1766866/
http://www.shoe.org/lesben-news/read.php?ID=2151&NewLanguage=D
http://shop.strato.de/epages/64262262.sf/de_DE/?ObjectPath=/Shops/64262262/Categories
http://www.stadthunde.com/?id=5334
http://www.stadthunde.com/magazin/gesundheit/hundegesundheit/alternativeheilmethoden/blutegel-therapie.html
http://www.stadthunde.com/magazin/hundesport/hundesportarten/geo-caching-mit-hund.html
http://www.stadthunde.com/magazin/hundesport/stadthunde-trickkiste/hunde-trickskateboardfahren.html
http://www.sternenschein.de/edelsteine.php
http://superfood-gesund.de/quinoa/
http://www.supermed.at/gesundheit/wie-unsere-lebenseinstellung-die-gesundheit-beeinflusst/
http://www.tierarbeit.ch/index.php/informationen/14-was-ist-aura-soma
http://www.tierfachmarkt.de/e-trolley/page_47173/index.html
http://www.tierklinikennet.de/hunde/erziehung/agilty-sport-fur-hunde
https://www.toegrips.com
https://tractive.com/blog/de/gesundheit/bmi-fuer-hunde-berechnen/
http://www.vier-pfoten.at/files/Austria/Service/Downloads/110523_Wie_finde_ich_die_richtige_Hundeschule_AT.pdf
http://www.vox.de/cms/doga-die-besten-uebungen-fuer-sie-und-ihren-hund-1614246.html
http://web.de/magazine/gesundheit/bmi-rechner/
http://www.wellness-spa-suedtirol.com/heubaeder-suedtirol.htm
http://www.wuff.at/artikel.php?artikel_id=295
http://www.wuff.at/Wie-Hunde-Probleme-loe.1746.0.html
http://www.wuff.at/Verschwundene-Hunderas.452.0.html

Danksagungen

Daniela Wischall-Wagner – für die kompetente Betreuung beim Kapitel Ernährung und die ständige Unterstützung von Freud & Hund

Margarete & Herbert Wischall – für den Glauben an die Fähigkeiten ihrer Tochter

Roman Schröfl & Karin DuPlooy – für die Coverfotos

Aida Jakubovic – für die großartigen Illustrationen

Roman Daucher – für einige tierische Fitnessübungen

Elisabeth Prunbauer – für die Betreuung in Sachen Organetik

Dagmar Losschmidt – für die fortwährende Unterstützung von Freud & Hund